新書

里見清一
SATOMI Seiichi

偽善の医療

306

新潮社

はじめに

臨床の医者を二十何年続けていると、何度となく人間の生死の現場に遭遇することになる。私はそのうち二十年弱の間、肺癌を専門とする呼吸器内科医で過ごしたので、そういう機会は多くなる。色々と考えることもあった。

しかしながら、医者が書いた本というのは小説も随筆もかなり多く目にするので、私なぞがそれに付け加えることもあまりなかろうと思っていた。世の中の論調には、正直私にとって違和感があるものが多かったが、それは私の感覚がひねくれているのか、と半ば諦めていた。たとえば、私は倫理という言葉が好きではない。それよりも普遍性をもつ「人情」を大切にする。人情は変わらないが、「倫理基準」などはころころ改定される。こういうことに賛同してくれる人は少ない。

ところが、私の患者であり友人である新潮社の石井昂氏は、そうではない、と言う。お前の言っていることが真っ当である、と焚き付けられて書いたのがこの本である。数多くの点で世の中の考えに逆らい、世の「良識」に挑戦するような表現も目立つと思うが、確信犯とお考えいただいて結構である。人は偽善を欲する、この世は嘘で固めたものであると断じた山本夏彦翁でも、「この嘘あんまり」としたものが幾つかあった。本書は、私が「この偽善はあんまりだ」と思ったことへの遠吠えである。

大阪弁護士会の石川寛俊先生には、フジテレビのドラマ「白い巨塔」の監修でご一緒して以来さまざまなところでご教示賜ってきたが、今回は先生のお名前を出して引用することをご了解いただき、心から感謝している。この他、大井玄先生のご指導にも厚く御礼申し上げたい。

なお、一つお断りしなければならない。私はこの本が出版される直前に、思うところあって十余年勤務していた癌専門病院から他の総合病院に異動した。したがって文中の「私の病院」とは、現在の私の勤務先ではなく、前任のところである。

平成二一年三月

里見清一

偽善の医療●目次

第1章　患者さま撲滅運動

「患者さま」という奇妙な呼称はどこから出てきたか、についてはあまり一般に知られていないと思う。これはそもそも医療者が横柄で傲慢であるということを反省し、医療はサービスということを再認識して百貨店などが顧客を「お客さま」と呼ぶのに倣ってそうしようと、「良心的な」病院が使い始めた習慣――ではないはずである。まあどこにでも変わったことを考えてそれが良いことだと思い込む勘違い野郎はいるので、そういうお調子者がいたのかも知れないが、実際には二〇〇一年に厚生労働省が「患者の呼称は様を基本とすべし」という、実にくだらない通達を出したからである。

この呼び方が出たときから賛否両論はあったが、さしあたりこういう呼び方をしようとする発想自体は、それこそ横柄で傲慢な医者の反省から出たものでそれなりに評価すべきと、一定の理解を示す向きもあるように見える。日本人の言語能力の堕落を示す端的な例である。

ところが感嘆すべきことに、この間違いなく木っ端役人の思いつきで出てきた新語「患者さま」は、多くの病院で守られている。私の病院でも掲示板はすべて患者さまになっている。ただし、この言葉を蛇蝎《だかつ》の如くに嫌う私は、若い医者をつかまえて、「絶対に使うな」と指導しまくっているが、それを咎めだてした人間は一人もいない。

つまり、病院で、誰一人、患者さまを「様」だと心から思っている人間はいないのである。したがって、あなたのことを「患者さま」と呼んでいる職員は、お上からの通達の手前、心にもない呼び方をしているのだと思って間違いない。そういう奴が、あなたを「患者さん」と呼ぶ職員よりも、言葉が丁寧な分だけ気遣っていると、もし思うのなら、あなたは身体の病気で病院に来たのかも知れないが、まずは頭を良くした方がよい。もっともこれは古来死ななきゃ治らないとされているが。

同僚後輩に対しても、メールでこの言葉を先方が使ったときには、私は僭越ながらと前置きしたうえで、「いやしくもまともな医者はそのような言葉は使うべきではない」と注意している。多くの場合、「自分でもそう思っていたが上からの指導もあったので」とかなんとか、言訳の返信が来ることが多い。いかにみんなが忸怩たる思いでこの言葉を嫌々口にしていたかが分かる。その一方、私は、自分のところに来ている研修生が、「前の大学ではそう呼ぶように言われていました」と「患者さま」となんの抵抗もなく言うことに愕然としたことがあった。一人は東北大学で、もう一人は北海道大学でそう指導を受けていたのだそうだ。これはそう指導する方も指導する方だが、言われた方も社会人にもなって平然と使える神経が摩訶不思議である。もしこの二人が北日本を代表するのであれば、白河以北一山百文という昔の蔑称が必ずしも的外れでなかったことを示している。

とはいえ、自らの信条はともかく、「患者は今や顧客として扱うべき」だとか、自ら率先して「患者さまと言え」と下に指導するような、医者の矜持や使命感をドブに捨てたような発言をする管理職が、私の身近にもいるのは事実である。あるいは言葉など大した問題ではないと思っているのかも知れない。しかし、言葉なくして人間の思考は、ひいては行動はありえない。我々は良かれ悪しかれ日本語で考えて、行動するので、その品性はおのれのもつ、また使う、日本語によって規定される。

そもそも患者さまとはなんであるか。病気になったときに人は偉くなるはずはないので、「様」というのは、医療サービスの供給者である医療者が、顧客である患者に対して、「お客さま」として、「この病院を選んでくださって（そして診療を受けてくださって）ありがとう」という意味で使うことになる。どうして「診療を受けてくださってありがとう」なのか？　医療行為で病気が良くなるのであれば、当然利益は患者側にあるので、ありがとうと言うのは患者側であろう。これが人間社会の常識であると、私は思う。

そうでなくて、客に対しての「ありがとう」だというのならば、それは「お金を支払ってくれてありがとう」ということ以外にないだろうと思う。もしくは、潜在的には、うちの修業中の医者とか看護婦とかのトレーニングの材料になってくれてありがとう、というものもある。ただ、この意味であなたが「患者さま」といわれているとしたら、背筋が寒くなりはしないか。

お金への感謝であるならば、あなたが何かの理由で診療費が払えなくなったら、あなたは「患者さま」ではない。どころか、（医療）サービス泥棒、ということになって、身ぐるみはがれて表に叩き出されることになっても文句は言えない。ここで文句を言う奴は「盗人猛々しい」と呼ばれる。嘘だと思うのなら、高級ホテルに宿泊し、支払いの段になって「金がない」とやってみてくれ。それでもあなたを「お客様」として丁重に取り扱うところがあれば、是非教えてほしい。私も泊まりに行く。

さて、それほど極端でなくても、顧客として「お金を払ってくれてありがとう」なのであれば、当然の帰結として、金を余計に払ってくれる患者がよい患者である。デパートであなたは一万円の買い物をする。そこへアラブの大富豪が現れて、百億円の買い物をしようとするときに、担当者がみなそちらへすっ飛んでいくのを見て、不快ではあろうが表立って苦情を言い立てるわけにはいくまい。しかし、あなたが重病で苦しんでいるときに、医療者が高い金を払ってくれる美容整形の患者のところにばっかり行って、あなたには大したことをしてくれないとしたら、それは不快を通り越して文字通り命がけの憤怒になるであろう。当然である。

我々は、すべての患者を同等に治療したりはしていない（そんなことできない）。放っておいても勝手に良くなるような軽症には、手間も暇もあまりかけず、またその一方どうやっても救命できないような場合は、可能な限り身体的精神的苦痛を取り除く努力はするけれども、無駄な治療は差し控えざるを得ない。最大限の治療を行うのは、放っておいたら命が危ないが、治療により救命できる（かも知れない）患者である。これをトリアージという、てなことはお聞きになったことがあろうかと思う。医療資源が特に限られる災害医療などでよく出てくる。救える命を最大限にする、という方策の、重要な一つである。ただし、これは災害医療に特有ではない。医療資源が有限であるのは、どこでも例外なくそうであるので、極論すれば、あなたの治療に手をかけられていると き、他のどこかで誰かの医療はその分手を抜かれているのである。

このトリアージにあたって、何を基準にするか。我々は、医学的なことでそれを判断するのが基本であると、信じて疑っていなかった。もちろん社会的なことを考慮に入れる場合もあろう。交通事故で、無謀運転した加害者のバイク野郎と、巻き込まれた被害者のどちらか、ということになれば、私だったら後者を優先する。これがたとえば、同じ被害者で子供と老人がいたら、どうするか。やはり子供を先にすべきか。本当にそれでよいか。

ある程度一般に理解されそうな基準で判断する場合でも、やはり後ろめたい気持ちは多少あるし、患者さん側にも割り切れないところはあるだろう。ましていわんや、もし、患者の支払い能力で優先順位を決められたら、普通はとんでもないと思うであろう。

しかしそんなことがあるのか。ある。アメリカでの大きな国際学会の会場で、突然、黒人の太った掃除のおばちゃんが倒れた。かけつけて救急処置をしようとしたのは、そこにいた日本人の出席者ばかりだった。圧倒的多数のアメリカ人医者は知らんぷり。あとから日本の医者が聞かされたのは、そういう患者は大体支払い能力がないので、関わらないようにするのが普通だということであったそうだ。

繰り返すが、言葉は思考を規定する。患者さまという言葉を使うことはすなわち、医療者の思考が、そっちへ向くということになる。今まで、私が当然と思っていた医者のモラルが、他の何物かにとって代わられる。

もう一つ、人間は、おだてるとつけあがるものである。自分はそんなことない、とおっしゃる方は、では、自分のまわりに、「優しくすればつけあがりやがって」と言いたい人が皆無であるかどうか、考えてみたらよろしい。もしそういう人間も一人もいない、というのであれば、それはたぶん、あなたが人に優しくしたことがないからであろう。いくら論理的に考えて、病気になったとたんに「さま」はなかろうと思っても、繰り返しこうやられると、中には勘違いするのも出てくる。

自分はサービスを受ける消費者であり、デパートやホテルの客と同じである。ちゃんと医療費も払っている。なのに、なんだこの扱いは。デパートの売り場で、ホテルの受付で、怒鳴っている客をみかけるのはしょっちゅうであろう。同じことは、医療現場にも起こっているということは、今更私が言うほどのことでもない。虎の門病院の小松秀樹先生や済生会栗橋病院の本田宏先生の本に、嫌というほど書いてある。

患者から罵詈雑言や実際の暴力を受けた医療者は、増加の一途を辿っていると報告されている。デパートやホテルならば、「もう来ないでくれ」で済むが、医療者は診療を拒否することができない建前になっているので、それをいいことにさらに患者はつけ込んでいく。昔から、泣く子と地頭には勝てないという。地頭は強者で、泣く子は弱者であるが、困り者だということについては同等である。弱者であるからイコール正しいという論理は成り立たない。迫害された民族は、迫害されたという事実をもって倫理的に高等であるということはない、と言ったのは私でなくバートランド・ラッセルである。実際に、世界の歴史は、むしろ迫害された者がさらにひどい迫害を他に及ぼすという事例を数多く示している。

だから迫害されている者、あるいは弱者を救済するな、なんて私は言っているのではない（ただし、世の中には、救命艇の定員は決まっているのだから救済行動は無意味であると主張する人もいて、それには一定の論理が通っていることも知っておくべきではあろうが）。ただ、過剰な、もしくは誤った権利意識を弱者に与えても、何にもならないどころか有害である、人間性とはそういうものではないのかという、極めて当然のことを提示しているのに過ぎない。

救急などの例外を除き、診療において医者として私が最初にしなければならないことは、患者の信頼を得ることである。あなたは、自分より立場が弱い、身分の低い、ぺこぺこ頭を下げるものを信頼して、身体を任せることができるか。信用できないからまた怒鳴ったりひっぱたいたりすることにもなるのではないか。まだそれでも医者は、伝統的な「権威」に多少とも守られているからよい。看護婦や、病院事務職員に対する一部患者の態度は、目を覆うばかりである。私は、自分の子供や身内が、医者や看護職につきたいと言ったら、やめろと言うことにしている。理不尽な要求にさらされ、感謝もされず、挙句何かミスしたら刑事罰に問われるような割に合わない仕事に、進んで就くことはない。就いても、モチベーションは長くもたない。私と同じように考えている医者は、私の周りにゴマンといる。

ちなみに、医者や看護婦が医療過誤を犯して患者さんが死亡すると、業務上過失致死に問われるが、こういう過失を刑事罰として扱うのは先進国では日本だけであるというのも、上記小松先生や本田先生初め数多くの識者が指摘している。私がそれに重複することを書いても仕方がないのでそれはしないが、一つ、どうしても分からない疑問があるので、ここの本筋から外れるがお聞きしたい。豪憲君殺害事件で秋田県警は、また桶川ストーカー事件で埼玉県警は、捜査ミスによって、防げたはずの被害者の殺害を防げなかったことが、もちろん客観的事実によっても立証されているが、県警自ら認めている、すなわち「白状」しているはずである。どうして彼らが業務上過失致死に問われないのか？　この場合、「過失」と「致死」は証明されている。犯罪を防ぐのは警察の「業務」であると私は思っていたが、違うのか？　それとも、警察に限って過失をしてもオッケーと、刑法の上位にある日本国憲法のどこかに書いてあるのか？

さて、医者である私が医療者の立場から主張すれば、当然こういう反論もあろう。とはいえ、医者も非常に横柄で傲慢で不快なのは数多くいるではないか（看護婦はまだマシとしても）。それはその通りだと思う。もちろん、患者も上記のような「モンスターペイシェント」と化すのは、少数派であろう。

しかしながら、仮に百人の医者のうち、一人がとんでもない奴だとする。あなたが患者として出会う医者は、普通一人、せいぜい二、三人、そうすると、二人の医者に会ってそのうち一人がモンスターである確率は約二パーセントである。一方、医者は常に百人や二百人の患者を診ている。うち同様に一パーセントがモンスターだとすると、大多数の医者は、また看護婦は、病院事務職員は、連日モンスターに出くわす。そういうのが一人でもいると、いかにストレスになるか、容易にお分かりいただけると思う。

患者「様」とおだてておいて、その一方でこういう行動を「自制」してもらうことは、できない。あなたはできるかも知れないが、世の中にはあなたより立派な人も多数いる一方で嫌な奴も数限りなくいる。間違った権利意識が問題行動に、さらにはシステムの崩壊につながることは、教育を見れば分かる。生徒と教師を同格同権という立場においたために、何が起こったか。そもそも「教わる」側は、それは金を出して教えてもらうにしたって、「教えてくれる」側への尊敬がなくて、何が身につくものか。また、「教える」側の目的が、「教わる」側からの報酬のみ、になったとき、その職業倫理は保たれると考える方が不思議であろう。かくして教育が崩壊したのだから、その結果出てくる人間の質が低下すると、さらに「おだてられるとつけあがる」人間が多くなり、他のシステム崩壊に拍車のかかることは自明である。

医療者の最大のモチベーションは、患者に感謝されたいということである。これを、「金を払っているのだからありがとうと言うのはそっちであって、こっちではない」と、もし患者さん改め顧客としての患者さまが言うのであれば、その次に来るのはもはや士気の低下どころのことではない。職業倫理の消滅である。間違いなく、最初に「患者さま」の呼称の通達を出した木っ端役人はそれほどのことと考えず、単に思いつきで適当なことを、恐らくは「良かれと思って」やったのだろう。それを後生大事に守る病院や大学の幹部どもは、何年も前に医療の現場を離れたのが多いのではあろうが、それにしても何も考えず上意下達に徹する役人の手下と化すこと、恐ろしい限りである。

あなたは、病気がよくなって退院するときに、「お大事に」と声をかけられたいか、それとも、「毎度ありがとうございます」と言われたいか。後者は嫌だ、とおっしゃるのであれば、この「患者さま撲滅運動」にご賛同いただきたい。

（この章の執筆にあたっては、「鉄門だより」掲載の大井玄先生の原稿「『患者さま』と呼ぶのは戦略的エラーである」〈二〇〇六年十月十日号〉、「『患者さま』という呼称をやめよ」〈二〇〇七年七月三十日号〉、並びに大橋辰哉先生の「『患者様』の社会的影響」〈二〇〇七年十月十日号〉に多大なインスピレーションを戴きました。心より感謝申し上げます。）

第2章　消えてなくなれセカンドオピニオン

担当医から診断結果や治療方針（あるいは追加の検査の必要性）の説明などを受けたときに、「それでよいのかどうか」を納得するために、別の専門家医師にその判断を仰ぐことをセカンドオピニオンという、そうだ。これについては、担当医を信用しないので他の意見を聞くわけではなく、自分で納得して医療を受けたいから、だの、患者の当然の権利で担当医に遠慮する必要はない、だの、むしろ積極的に求めるべき、というような風潮が強まっている。まことに迷惑であり、かつ危険性を孕んでいる。

私は「専門家」と目されている立場上、セカンドオピニオンなるものを求められることが多い。とはいえ、実際に来る患者や家族の圧倒的多くは、いまの担当医、もしくはそれまでの経過に不満で、ただ不平不満を延々と並べ立てられるばかりである。他の医者の悪口を（間違いなくあることとないこと）聞かされるのは苦痛きわまりないが、それでもまあ患者さんのためになるのならよしとしよう。

しかし問題なのは、「で、結局、何が知りたいの？」と聞いても、全く要領をえないことが多いことである。

「ご不満はわかりましたが、担当の先生からそれについてどうお聞きになりましたか？」

「聞いていません」

こっちは今の担当医の代理人じゃないんだから、どんなつもりでそういう治療を行ったかとか、方針になったかとか、当て推量で説明しろと言われても無理だよ。まずは担当医によく説明を聞いて、その上での不審であり、疑問でしょうが。なんにもならないよ、これじゃ。

ただし患者の側ばかりが悪いのではなくて、甚だしきは、担当医の方が「セカンドオピニオンで説明を受けて来い」といって送り出すことが近頃多いのだそうな。ファースト（オピニオン）がないセカンドなんて、理論的にありえないだろうが。「セカンドオピニオン」をよしとするのを逆手にとった、説明義務放棄だなあ。

ただ、私がセカンドオピニオンを胡乱《うろん》に思っているのは、このような消耗からではない。「正しい」セカンドオピニオン志向の患者が来られたとしよう。今の担当医は、「手術をしろ、それで治る確率は三〇パーセント」と言ったとする。私の判断では、手術で治る確率はせいぜい一〇パーセント、手術しない治療法がベターと思われる。さてこの場合、患者さんはどちらを選ぶのか？　というより、どういう風に選ぶのだ？　私は、方法は三つしかないと思う。

一、権威に頼る。たとえば公立のがんセンターだから、たとえば国立大学病院だから、それだけで正しいと思う。

二、自分が「こう言ってほしい」ことを言ってくれる方を信用する。

三、言い方の優しい方、印象の良い方を信用する。

どれをとっても、患者さんのために「正しい」のかどうか、直接の関係はない、というのが少し考えればすぐお分かりと思う。権威は正しいか？　じゃあ昔の白い巨塔の教授先生はすべて正しいか、と考えて、応と答える人はきょうび少なかろう。国立のセンター病院は正しいか？　そんなの、国のやる（すなわち役人の、お上のやる）ことがそれだけで間違いない、と思う人も、余程の能天気ではないか。

巷間よく「セカンドオピニオンの利益」として言われるのは、「自分は手術したくなかった。そんなとき、手術をしないでもOKという先生がいて、そちらに頼んでこんなに良くなった」というケースレポートである。一見問題なさそうな話だが、そんな結果オーライばかりであるはずがない。やっぱり手術しておけばよかったというのも多数あるはずだが、そんなのは作為的なマスコミに闇に葬られて表に出ない。

せいぜい出てくるのは、手術が嫌で「赤外線で乳癌が治る」と言われそっちを受けて進行し、治療の時期を逸したというような詐欺話である。詐欺は論外としても、時として患者は受け入れるのが難しい判断も迫られる。そういう時、カエサルいわく、人は見たいものしか見ない。その結果、見て、信じたいこと必ずしも事実ではないことが多い、のもまた当然であろう。

言い方が優しい方がよいのか？ 巧言令色鮮《すくな》し仁と、孔子様もおっしゃっている。いや、ぶっきらぼうな中にも、患者のことを真に思っているかどうかは分かる、とおっしゃる人は、テレビドラマの見すぎである。もう一つ加えれば、患者のためを思っているかどうかと、その提示された治療法がベストかどうかとは、直接の関係はない。

説明が分かりやすく親切であった方がよいか。説明が分かりやすいということは、事実関係がよく整理されていて、すなわち頭がよくて、よって正しい治療に辿り着ける確率が高いということではないのか。その通りである。ただし、割り引いて考えねばならないのは、後から出てくる医者の方が、全体像をよく見通せるので話は分かりやすくなる。まだなんだか分からないうちは、無駄な検査もするだろうし、可能性があちこち行ったりするので話も二転三転するように思えるだろう。全部結果が出てから解説する方が、分かりやすいに決まっている。要するに後出しじゃんけんと同じ原理である。

さて、これも巷間よく聞くのは、担当医はその選択肢について説明してくれなかった、この先生はそこまで提示してくれたからより信用がおける、というようなこと。ためしに担当医の先生に言ってみたまえ。別の医者でこういう方法もあるといわれたのだが、と。すると、「その選択肢については、最近かくかくのデータが出て否定された、よって事実上選択肢にはなりえないのであえて混乱を避けるため省いた」という風に答えられる。え、そうなの？　もう一度、セカンドオピニオンの医者に尋ねてみると、「そのデータは、あなたとこれこれのことが異なるので、この場合参考にならない」という。どっちが正しいのか。厄介なことに、たぶんどちらも正しい。

さて、例に戻ろう。担当医は手術で三〇パーセント、手術以外だと一〇パーセント治るという。私は、手術では一〇パーセント、手術以外で二〇パーセントと思う。患者であるあなたはどうすればよいか。

担当医とセカンドオピニオン医の私の間を行ったり来たりするのか。

サードオピニオンで多数決で決める？　またこれも言うことが違ったらどうする？

私は、解決する方法はただ一つしかないと思う。セカンドオピニオン医の私がその担当医に電話して、「三〇パーセント対一〇パーセントとは、なんのデータのことですか、あああの一昨年出たカナダのやつね、だけどあれってこの場合これこれで該当しないいんじゃない？　先生のところではそれで実際にうまくいってるの？」などなど、専門家同士で相談することである。それでどちらかが代表して、患者に説明すればよい。そもそもそういうことはプロの間で決着をつけておくべきであって、気の毒な素人の患者を右往左往させても仕方ないだろうが。

あえて申し上げると、私は、このような場合、素人には判断できないと思う。不遜と言われるか。しかし、自慢ではないが私は、今に至るまで、郵政民営化が正しいかどうかなんて全くわからない。かつ、自分が正しいと思うかどうかと、実際に現在および将来の国家と国民のためになるかどうか、とは全く別個であろうと、自信をもって断言する。選択肢が広がることがよいことだなんて、馬鹿も休み休み言ってほしい。二つの意見が相反して二進《にっち》も三進《さっち》も行かなくなること、ねじれ国会の如しである（ちなみに私は、どうして衆議院とほぼ同じ方法で選ばれる参議院があるのか、いまだにわからない）。

もし本当に担当医が「これについてはよくわからないから専門家に意見を聞きたい」と思うのなら、素人を使いにしてセカンドオピニオン云々ではなくて、自分でその専門家に聞けばよいのだ。実際に私のところには、メールや電話で、医者からの相談が結構来るし、私も専門外のことについてしょっちゅう相談をする。大抵五分もあればあらかたの話が終わる。素人を間に挟むより、よほど手間と暇の節約になる。

それでは納得がいかないというのであれば、代理人を立てることであろう。実際のところ、セカンドオピニオンが違っていたときの対応として、もう一つ、「自分が信頼する医者の選ぶ方を信じる」というのがあると思う。私自身、何人かの友人に、「いよいよの時はお前に任せる。俺のために良かれと思うことをやってくれ」と言われている。専門外のことであっても、何人かの知り合いの専門家から聞きまわって、この辺が妥当だろうなという判断を下し、患者に説明し選択させることはできるだろう。

しかしながらこれとて本来は、私がその患者にとって長年の知己であり信頼し信頼される友人であることと、私が優れた医者であるかどうかということは別であり、ましてやその専門外の分野での判断が正しいかどうかとはもっと別物である。ただ、私の友人が、私のせいで死んでもまあ仕方がないと思ってくれるのであれば、友人はこれにより非常に楽になるであろう。

そもそも自己決定というのはしんどいことである。私の同級生の研究者から聞いた話だが、実験でネズミの頭に電極を刺し、不快な電流刺激を与える。一方のラットAは自分が箱の中のレバーを押せば電流が流れないようにすることができる。もう一方のラットBは、Aがレバーを押してくれれば電流は流れないが、自分ではどうしようもなく、なすがままである。つまりAは自分の力で不快を防ぐことができるが、Bはできない。

この条件下でAとBのストレスを測ったらどうなったか。最初のうちは、Bの方にストレスが多いが、時間と共に逆転してAの方がストレスを感じ、Bは感じなくなってくるのだそうだ。自己決定が段々ストレスになってくるのはいかにもありうること、と感じるのは私だけではあるまい。

それではどこでこういう代理人を見つけるか。本来は、今の日本の医療制度であれば、開業医の先生が一番適切であろう。しかしながら、そういう開業医の方は、徐々に増えてはいるようだが、いまだに探すのは非常に難しい。ご自分で判断せず、また患者のために行動せず、機械的に大病院に丸投げしてしまう、もしくは権威に盲従するような先生は非常に多い。こういう人はよく、「担当医に不満があるようなのでセカンドオピニオンよろしく」、と、経過も何も教えてくれず担当医になんの照会もせず、ただなんとかしろと患者をこちらに紹介してくる、というより投げ込んでくる。

じゃあどうすればよいのか。身近なお医者さんを大事にされること、くらいしかないのではないか。身も蓋もないようではあるが、身近に面倒見の良い医者がいれば、それは幸いなことである。私が言っているのではなくて吉田兼好が徒然草でも書いているではないか。大袈裟に言えば人生の運不運の一つであろう。

もう一つ、そもそもセカンドオピニオンは、あくまでも現在の方針に対するこちらの見解であるので、本来はその施設での診療を前提とはしない。だから、仮に「今までの治療が間違っている」と判断しても、ここでそれを引き受けてなんとかしようということではない（もともと、今までのことをどうこう言われても、今更どうしようもないことの方が圧倒的に多いが）。

大概はこちらに受け入れキャパシティがないのでお断りせざるをえない。大きな病院で院長とか総長とかいう立場の人が、そういう場合はこちらに受け入れると書いていることもあるが、事実ではない。そういう人は実地に患者を診ていないので、いくらでも綺麗事が書ける。

そんな、言うだけ言っておいて無責任でしょう。そう思われるだろうが、その通りです。だから我々はセカンドオピニオンをやりたくないのだよ。

そういうことがよく分かっている先生が、セカンドオピニオンに対して消極的なのは、正しいことである。マスコミが書くように理解がないから自信がないから紹介状を書くのを渋っているのだ、などと思わない方がよい。少なくとも私は、そうした紹介状を書くのはあまり良い気持ちではない。他の先生に比べても私が専門家として優れていると思っているのに疑われているから、ではなく、この患者さんは、あの、いい加減で無責任なマスコミの与太記事を、私よりも信用するのかということに落胆するからである。

さらに一つ、多くの場合セカンドオピニオンは、「いまの先生の方針で間違いない」ということになる。その場合、本当は、数秒で話が終わるはずなのだが、そうはいかないことも多い。マスコミでは、「そういう場合は安心して担当医のもとで治療を受けられる」とか書かれていることが多いが、実際そう言われて喜んでくださる患者さんにお会いすると心底ほっとするくらい稀である。

実際には、「なんでそうなる。もっとましな方法はないのか、折角ここまで出てきたのに」とがっかりすることしきりの患者さんが非常に多い。もっと悪いのは、何の根拠もなく「おたくならばもっといい方法があるはずだ」と患者を説得してやって来た家族や取り巻きが、あたかも顔を潰されたごとくに激昂することがある。なんとか説得して今の病院で治療を受けるよう、場合によっては担当医に電話して改めて頼み込む。なんで私がそんなことまでしなければならないのだ。しかも患者にとっては、おそらく何にもならないどころか担当医と多少なりとも気まずくなるだけだろう。

新聞記者も少しは現場を見て書いてくれ。あんたらが変に焚きつけるから家族が妙な誤解をして、渋る患者を引っ張り出すことになるのだよ。聞けばこの患者は本来今日から治療が開始されるはずだったそうではないか。

それでもセカンドオピニオンを求めるならどうぞご随意に。だが、私のところには来ないでほしい。私のみならず、私の同僚はすべて、セカンドオピニオンで疲労困憊し、蛇蝎の如くこれを忌み嫌っている。世の中にはセカンドオピニオン求めるべし、私のところへもいらっしゃいとおっしゃる先生も多いようなので（正直、理解に苦しむが、これを商売にしているからという人も多いようである）、そちらに行ってください。

第3章「有力者の紹介」は有難迷惑

なにかしらの大きな病気、たとえば癌であると診断されたとする。その診断をあなたに伝えた医者は、これは自分で診療するより他で診てもらった方がよいから紹介すると言っている。もしくは、単身赴任先で診断されてしまったので、地元に帰って治療を受けたいと思う。あなたは何らかの理由によりその中でもこれこれの病院にかかりたい、と考える。その旨を担当医に伝えると、では紹介状を書きましょうと快諾してくれた。

本章のテーマはさてここから、である。その紹介先の病院で、できるだけ良い扱いを受けたいと思うのは人情であるが、たまたまあなたはいくつかの伝《つて》がある。誰にどういう風に頼めばよいか。

紹介を受ける側の医者、たとえば私の立場からすると、どういうところが紹介元であると、多少なりとも「より丁寧に」扱うのか、ということになる。「そういうことでもって扱いが変わるのか！」と囂々たる非難にさらされそうだが、普通に考えて、「そういうこと」つまりコネが全くないと考える方がおかしい。たとえばあなたの息子がそれなりの医者だったとして、あなたやあなたの知り合いの病気について、全く便宜を図ってくれなかったとしたら、やっぱりあなたは息子を恨むだろう。実際、これで私は自分の両親から度々恨まれている。

ちなみにアメリカではコネは関係ない、のかどうかは知らないが、なくても驚きはしない。アメリカはその代わり、カネですべてが決まる。分かりやすいといえばこれほど分かりやすいこともないが、良いことかどうかは別である。

さてしかし、実際問題として、こういうコネは、逆効果のことも多いので、本当は「普通に」紹介状を書いてもらうのが、一番当たり外れが少ない。もし、紹介元が、紹介先に電話をするとか、メールを送ったりしておく、ということを言ってくれたとしたら、もうそれ以上のことを手配する必要は全くない。紹介元と先方との関係がしっかりしている何よりの証拠だからである。

仮に面識がほとんどなくても、医者から電話を受けて直接「頼む」と言われたら、私を含め大抵のものは最大限のことをする。またこちらからお願いすることもあるだろうし。こういうことを業界内の馴れ合いではないのかと非難されることはご自由であるが、そもそもそういうことのない人間社会というのが存在するのだろうか？

その一方、私は、余計なコネは逆効果と書いた。そういうことがあるのか。いろいろな意味で、ある、のだが、一般化はしにくいので、あくまでも私および私の同僚の場合、として話を進める。

まず、偉い人、たとえば院長先生や何かに口添えを頼むと、扱いがよくなるか。そうとは限らない。普通は、自分と専門の違う院長その他の管理職から「よろしく頼む」というような口添えをされた場合、担当医は、そのことで特別扱いはしない。有体《ありてい》に言ってしまえば、無視する。そもそも、仲介した院長先生だって、患者であるあなたと個人的に特別な関係がない限り、要するに「伝を辿って」頼まれたような場合、義理に「よろしく頼む」というだけで、それ以上のことは何もしてくれない。

もっと偉い人、たとえば議員などを通して依頼する場合、大抵は事務方にまわされる。そこで「医事課長からの依頼患者」とかいうことになって、「この患者さまは○○議員事務所からの紹介です」とか「○×本省からの紹介です」とかいう付箋がカルテについて回ってくる。医者は、大概の場合、事務方に恩も義理もないどころか俺たちがこれだけ働いているのにあの木っ端役人どもは怠けてばかりいると思っている（この場合それが事実かどうかは関係なく医者がそう思っているということが重要）ので、反感を持っている。事務方も、そのことをたぶん薄々は分かっているので、医者に直接電話してまたは会って依頼するなんてことは、まずない。ただ、申し訳として「付箋をつける」だけである。これによって扱いが良くなる方が不思議であり、多くの担当医は（とくに私は）、気分を悪くして、その患者さんに対して「普通よりもぞんざいに扱わないように」自分をコントロールするのに苦労するくらいである。

以前、私の外来が非常に忙しい時にこういう意味のない「紹介患者さま」マークつきのカルテが回ってきたことがあった。医事課長に「これはどういうことだ！　特別扱いしろ、というのなら断る。普通に診てくれ、というのなら、通常の診療をする。それとも私の診療が信用できないのか」と怒鳴ったところ、「普通で結構です」とあっさり言われた。「だったら余計なことをするな！　病院からの紹介状があれば十分だ」と再び怒鳴ったところ、それからはそういう無意味な付箋は見かけなくなったようである。

したがって、○○議員事務所などから、あなたに対して、紹介してやるという申し出があったとしても、丁重に断った方がむしろ無難である。

さて、同じ「偉い人」でも、一番効果があるのは恩師などである。さすがにこれは粗略には扱えない。ただし、当然ではあるが母校の元教授であれば誰でも、ということではない。そもそも私は母校とはもうほとんどつきあいもないのだから、患者を断って恨みを買っても、実害はない。ただ、「世話になった」と自分で思う先生から頼まれれば、それは嫌とは言えない。これはどこの世界でも同じであろうから、これ以上は省く。

コネとして最強なのは、その病院で働いているスタッフである。上記のように、管理職の形だけの口添えは無効であるが、職場の仲間（医者、看護婦、薬剤師、技師等々）から、自分の身内だ、友達だ、と言われたらそれは最大限の便宜を図る。これは、たとえば院長が自分の親を頼む、というような場合よりもはるかに有効なことが多い。「仲間」であるから。とはいえ、患者である自分の娘の職場の同僚の学校の同級生の兄がそこで医者をしている、というような、実際問題として面識のない赤の他人に頼んでも、何にもならないどころかむしろ「うるさい患者」と思われて逆効果になりかねない。

一方、最悪のコネは、実は、面倒見の良すぎる「病院の偉い人」である。とくにあなたが地位や名声のある人間であれば、かなり気をつけた方がよい。私の周りにも、とにかく有名人や金持ちの患者が好きで好きで仕方がない、という趣味をもつ病院管理職がいた。別に謝礼を期待しているわけではなく、偉い人と付き合うと自分のプライドが満足するらしいが、こういうのには辟易する。いつもは病棟に来たりしないのに、そういう患者がいるときに限ってうろうろして、それだけなら実害はないが、治療方針にあれこれ口を出し、時には担当医に無断で診療上の指示を看護婦に出す。こっちも、とにかく患者のところに来るのだから何かのときには一応報告しておかねばならず(下手をすれば状況を知らないまま手を出しかねないので)、鬱陶しいことこの上ない。業務がやりにくいと、看護婦からも担当医に対して苦情が来る。この場合もちろん、患者さんには何の落ち度もないが、えてして「坊主憎けりゃ袈裟まで憎い」のとばっちりを受ける羽目に、ならないとも限らない。

私の先輩がある「重要人物」を診療していた時、公称でその患者さんには先輩以外に七人の担当医がいた。七人も担当医がいて、碌なことになるはずはないのだが、実際その七人はあまり役に立たず口を出すだけで、本物の担当医であった先輩の足を引っ張るだけだった、と愚痴られたことがある。なにせ処置を一つするのにもそいつらの了解がないといけない。そのくせ、誰も実際に助けてはくれない。二人の名将は一人の凡将に匹敵する、と言ったのはナポレオンだったと記憶している。

よく著名人の闘病記などに、どこそこの教授に連絡したらすぐ診てくれた、とか、どこそこの院長に電話したら休日に来てくれと言われてすぐに入院させてくれた、とかいうのがある。こういう「自分は特別扱いを受けた」と言わんばかりのことを書きたくなる神経は私には理解できないが、それはともかく、実際にはこういうのも危険行為の一つである。

そりゃあ、そのときは院長とか教授とか、診てくれていたかも知れないが、そういう偉い人は、不在の時も多い。その時に、ちゃんとカバーできる体制になっているかどうか、甚だ怪しい。仮に代診がきちんと決まっていたとしても、その代理で診るべき部下は、はたしてどのくらい親身になっているか。かなり多くの場合、「外面《そとづら》のよい上司の下請けもしくは尻拭い」をさせられていると不快に思っているはずである。そのくせ「本来の担当医は教授なり院長」であると、患者自身も思っているので、何かあったときに上司への遠慮があって思い切った手が打てない。そのくらいだったら、現役の医者にきちんとフォローしてもらう方がよほど間違いない。

さて、もとに戻って、あなたの病気をみつけてくれた医者が、その世界の権威と称する「名医」に紹介してやろうと言ってくれた。多くの場合、あまり賢明な選択ではない。

どちらかというと、その一番弟子ないし二番弟子くらいのところに紹介してもらうのがベストである。

理由は簡単で、権威といわれるような医者は、すでに現役を退いている可能性が高い。マスコミの名医ランキングに出るのは、ほとんどが「昔は名医だった」と過去形で賞賛されるべき方々である。だから紹介してもらっても、では私の弟子に、と回されることになる。これは医者の態度としては正解なのだが、たとえば私がその弟子の立場だったら、初めから名指しで患者さんを紹介してもらった方が気分は良いだろう。なお、場合によっては、師匠と弟子の間に相克があるようなこともないではないので、こういうときに「私は（師匠である）何々先生へ紹介してもらったのに」というのは禁句である。

さらに、その「権威」が、まだ現役である、もしくは現役を自称して、自分で診るという場合は、もっとリスクが高い。自分がまだできるつもりでいても、やはり身体（たとえば、外科医の場合は眼）がついていかなかったりすることもある。またすでに時代遅れになっていて、若いスタッフに白い目で見られているようなことを強行して、思うようなチームのバックアップ体制を得られず、かといって自分で全部面倒見られず、というようなことはもっと多い。周囲にしても、もうこの「権威」の先生には引退してもらいたいのだが、なかなか引導を渡す人もおらず、またとにかくこの患者に関しては「自分に紹介された」という大義名分があるので表立って手が出せない、ということになる。無理に止めようとすると、内紛だのクーデターだのということになってしまう。これは決して想像上のリスクではない。ある作家の方が書かれた闘病記を医者の目で読むと、以上のことが克明に記されているのが分かる。

なお、ついでに、よくマスコミに登場する「名医」、「神の手」について記しておく。確かに、一流もしくは超一流の技術を持つ先生も多いが、彼らは万能ではない。腫瘍を技術的に取れるか取れないか、ということと、それで治るか治らないか、治らないにしても意義があるのかどうか、は別問題である。まずはそこへ紹介される前に、常識的な「良医」に、そういう治療手段に踏み切る価値があるかどうかを判断してもらうべきである。往々にして、特に外科医は、「取れないのですか?」と聞かれると、反射的に「(技術的には)取れます」と、その医学的な適応(「取る」ことに意味があるのかどうか)を度外視して答えてしまい、引っ込みがつかなくなって暴走してしまう、ということがある。「名医」と呼ばれる先生は、当然それだけのプライドもお持ちだろうから、「できません」と答えるのには躊躇することが多いのではないか。

「名医」の技術は、診療全体の一部であって、個人プレーで全部が解決できるようなことは滅多にない。イチローがどんなによい成績でも、マリナーズは弱い。当たり前のことで恐縮だが、マスコミはセンセーショナルに取り上げないと「売れない」のである。彼らは商売で記事に、番組にしているのだ。不遜を承知で申し上げると、ああしたマスコミ報道を真に受けて病気を治そうというのは愚かなことといわざるを得ない。

なお、マスコミを利用して、「最新の治療法」を商売にしているようなところは、そもそも「名医」の範疇に入らないので、コメントする価値もない。

結論。紹介先も、紹介元も、「中堅」どころが一番よい。中堅というと、なんとなく物足りない、とおっしゃるか？　ではお聞きする。私は会社勤めしたことがないのでよく分からないが、あなたの会社で、最も頼りになるのは、もしくは最も働いているのは、新入社員なのか、社長や会長なのか、それとも、中堅社員なのか。あなたが中堅社員だったとして、社長さんに、今のあなたの仕事ができるのか？　もしできなくても、それは社長さんの価値を減じることにはならないのではないかと私は思うが如何だろうか。そして患者の立場からすると、今してほしいのは「社長さんとしての仕事」ではないはずである。

第4章　安楽死を人殺し扱いしないでくれ

安楽死とは、末期癌など「不治」かつ「末期」で「耐えがたい苦痛」を伴う疾患の患者の求めに応じ、医師などが積極的あるいは消極的手段によって死に至らしめることと定義されている。

最も有名な例としては、一九九一年四月、東海大学病院で多発性骨髄腫の患者に対して塩化カリウムを注射して死に至らしめたという事件、いわゆる東海大学事件がある。この事件では、一九九五年三月に横浜地裁が担当医を殺人罪で有罪とした際に、積極的安楽死の許容される条件として次の四つを提示している。

一、患者が耐えがたい激しい肉体的苦痛に苦しんでいること
二、患者は死が避けられず、その死期が迫っていること

三、患者の肉体的苦痛を除去・緩和するために方法を尽くし、ほかに代替手段がないこと

四、生命の短縮を承諾する患者の明示の意思表示があること

積極的安楽死とは、東海大学事件のように、死に至らしめるために何らかの（薬物投与などの）手段を用いることであり、消極的安楽死とは、救命目的で行う診療行為をあえて差し控え、そのまま「自然経過」に任せて死に至らしめることを指す。

一方、尊厳死という言葉もあり、これは人間が尊厳を保ちながら死を選択することという風に定義されている。私はなんとなく漠然と、安楽死はまだ一定の生命予後がある患者さんに対すること（主として積極的安楽死を指す）、尊厳死はいよいよ旦夕《たんせき》に迫っている時のこと（消極的安楽死のこと）と考えていたが、つきつめると両者の区別についてはよく分からなくなる。医療専門の弁護士である石川寛俊先生にご教示いただいたところによると、前者は医療者側からの視点であり、後者は死に瀕した患者側からの視点であるということで、そうなると重複などがあっても不思議ではなかろう。

さて、ここ数年で最もよく報道をされたのは、二〇〇六年三月の富山県射水《いみず》市の同市

民病院で、当時五十歳の外科部長が入院患者七人の人工呼吸器を取り外し、全員が死亡していたことが発覚したことであろう。当時の新聞は経過を次のように報じている（読売新聞二〇〇六年三月二十五日付夕刊）。

　医師による安楽死の疑いがあるとして同病院が県警に通報。県警は、殺人の疑いもあるとみて、外科医師らから人工呼吸器を取り外した経緯などを詳しく聞いている。病院側によると、亡くなった7人はいずれも高齢で、終末期医療を受けていた。人工呼吸器の取り外しについては、「病院としては家族の同意を得ていると認識している」としている。一方、射水市の分家静男市長は同日午前、会見したが「詳しい状況はわからない」と繰り返した。同市によると、この外科医師は95年4月から同病院に勤務。昨年10月、受け持っていた70歳代後半の男性患者について、人工呼吸器を外したいと院長に申し出たが拒否されたという。
　このため、同病院が内部調査を始め、それ以前の外科医師による人工呼吸器取り外しと、患者7人の死亡を確認。昨年10月、県警に通報した。外科医師は、自宅待機を命じられた。

結局この外科部長の先生は病院の職を解かれて市の閑職に異動させられ、その後退職されてまた医者としての活動を再開したようにお聞きしている。県警は殺人罪の疑いで捜索していたが、結局呼吸器を外したことと、死亡したこととの因果関係がはっきりしないということで、起訴はされていない。

人工呼吸器を外した経緯については、患者からのはっきりした意思の表明はなく、医者と家族との「阿吽の呼吸で」決められた、と先生ご自身が語っておられた。呼吸器を外すことについて書面での同意は家族から取っておらず、事件以降、同病院では書面で同意をとるようにと方針を決められたそうである。ただし、亡くなった患者さんの家族からは誰一人、この先生に対する批判らしい意見はなく、全員が感謝していたとのことである。

さて、結論を先に申し上げると、私はこの外科部長の先生を全面的に支持する、というより尊敬する。警察が「呼吸器を外したことと、死亡したこととの因果関係がはっきりしない」というのは明らかに苦し紛れの言訳であり、そんなもの関係あるに決まっている。この先生は、この患者さんをここで彼岸に見送ろう、看取ろうとして外されたのである。

この事件に関して、前述の弁護士、石川先生が新聞にコメントを寄せておられた（毎日新聞二〇〇六年三月二十六日付）。

生命維持装置である人工呼吸器を外せば患者が死亡するのは確実なのだから、患者本人や家族の同意が明確に確認できない以上、警察は殺人容疑を問うだろう。

「尊厳死」が許されるのは患者本人の同意があることが大前提だが、意識のない末期患者に意思確認することはできないので、家族に同意を求めることになる。医師と家族の人間関係ができていれば、カルテに「同意あり」の記載で済ますこともあるだろうが、通常はきちんとした同意書を取るはずだ。

ただ、高齢の末期患者には家族との関係が途切れたような人もおり、医師の判断で治療中止を決めていなかったのか気になるところだ。いずれにしても、今回のケースを「尊厳死」とすることはできない。こうした行為が、なぜ病院で5年以上許されてきたのか。病院はチーム医療をやっているのだから、組織としての責任も問われなければならない。

事件直後のこの記事の見出しは、「終末医療の闇」であり、医師や病院に批判的なスタンスであったから、コメントもそれを補強する形で使われている。このコメントは、ある種の社会常識でもあるのだろうが、私には賛同し難い。以下、石川先生への反論も含めた疑問の提示である。

まず、末期の患者さんでは、人工呼吸器を外すかどうかという議論は案外少ないもので、そもそも人工呼吸器を装着しないことが圧倒的に多い。すると生命が維持しない状態で装着しないから、そのままお亡くなりになる。この判断は、私もしょっちゅうやっている。

論理的にいうと、一旦つけたものを「あきらめて」外すのと、最初から「あきらめて」つけないのと、その意味では差はない。むしろ、「一旦つけたものは外せない」のが大原則となると、「助かるかもしれないものもつけなくなる」という風潮が蔓延することもありえる。これは杞憂ではなく、アメリカ呼吸器学会でも指摘されているし、私もまわりでその類のことを見聞きしている。

最初から「つけない」のと、あとで「外す」のとは「普通の診療」と「殺人罪」ほどの差があるのだろうか。

特に癌の末期で治療手段が尽きたようなとき、そもそも人工呼吸器装着を含む蘇生延命術の対象にならないのは当然で、アメリカでは癌で最初に入院した患者さんに対して、「そういう時には蘇生術はしない」という文書にサインさせるそうだ。そういう同意書をとっていれば問題ないというのかもしれないが、そのような、言訳と責任回避を意図した姿勢を医師が取ることが正しいとは私には思えない。

同じ新聞には、水野肇氏が「最近はがんの薬物療法が発達しており、手の施しようのない患者は少なくなっている」とコメントをしていた。この方は「人間の死亡率は一〇〇パーセント」ということを明らかに忘れておられる。最後はみんな、手の施しようのない状況になるのは当たり前で、問題になっているのはそういうときの話である。

また、どうにもならない状況で、ご本人の意思を確認するのは不可能に近い。この点は石川先生のおっしゃる通りである。仮にコミュニケーションが（筆談などで）とれたとしても、そういう極限状況での意思表示が、冷静な患者さん本来のものを反映すると考えるのは無理がある。

では、家族に「あきらめる」ことの同意をとることでよいのかどうか。家族をそういう場合の「代理人」としてよいかどうかはともかくとして、その「代理人」に、同意書にサインさせる必要があるのだろうか。「外したら、死にますけどいいですね」なんて書かれたものにサインする。その行為が家族にとってあとでどのくらい心理的な負担になるか、なんてちょっと考えれば分かりそうなものではないだろうか。

自分が親を、配偶者を、子を、死なせる最終決定をしたということに平然としていられる人は少なかろう。そういうものにサインをさせる医者の感覚の方がよほど狂っていると思う。私は、医者はそのような決定の最終責任を負ってこそプロであると考えるが、これは「医者の傲慢」なのだろうか。

仮に患者や家族の「同意」があったとして、なかったら「殺人罪」になるという論理を認めるとしよう。しかしそうなると、同意があってもそれは「嘱託殺人罪」になるのではないだろうか。この論理矛盾を放置したまま、それは尊厳死のガイドラインにそってるからよい、というのには賛同しかねる。そんな、外部で責任を負わない立場の「専門家」どもがとりまとめた一般論よりも、現場の判断の方がよほど重い。

公式の「同意」のあるなしより、この場合調べなければいけないことは、下記のようなものである。

(1)その医者は常日頃患者をちゃんと診る、よい医者であったかどうか。
(2)患者の病態：回復の見込みがある病態か、ないか、まだ不明か。また、それをどこまで検討していたか。
(3)患者が苦痛を感じることが想定される状況であったか。外すときに苦痛を感じる状況であったか。それを軽減する方策をとっていたか。
(4)家族の負担はどの程度だったか。
さらに付け加えれば、
(5)（回復の見込みがないことを前提として）その患者がいることで、病院がどのくらい負担であったか。たとえば看護の手をとられて他の患者までまわらないとか、そういう重症者を抱えていて新たな回復の見込みがある患者を受け入れることができないとか。

(5)については残酷だと思われるだろうが、医療資源には限界があり、何かのことで優先順位はつけねばならない。われわれは、実際問題として「患者を断らざるをえない」状況に常日頃置かれている。全く見込みのない、少なくとも医学的には「無意味な」延命をさせられている患者さんのために、自分の身内が治療を十全に受けられないとしたら、少なくとも（利己的で俗物である）私は平静ではいられない。

私が富山の先生に同情的なのは、新聞記事によると上記(1)をクリアしているからである。過去に安楽死で「問題だ」とされた先生がた（京都で筋弛緩剤を投与した先生や、川崎で喘息の患者の気管内チューブを抜去した先生）も評判がよかった。

私は臨床医は、ちゃんと患者さんを診ているかどうかがすべてだと思っている。だからマスコミでは同様に「人を殺した医師」として扱われているドクターの中には、私があまり同情できない方もおられるようである。

川崎の事件についても述べておきたい。喘息発作で一旦心肺停止になり、蘇生はしたものの意識が戻らず、いわゆる植物状態になった患者に対して人工呼吸器を外して死に至らしめたとして、二〇〇二年、川崎市の医者が殺人罪で起訴され、有罪となっている。この事件では、担当医が独断で家族の了承をとってそういう「死なせる」処置をしたことも批判の対象になった。判決文によると、この先生は〝特異な死生観と終末医療の思い込みに基づいて独断で死なせた〟から殺人罪ということである。

さて私は自分自身四十年来の喘息患者であり、数限りなく入院もしたし、生命の危険があるような発作、すなわち紙一重でこの患者と同じ運命となるという経験もした。また、呼吸器内科の医者として、喘息発作によって心肺停止の直前で救命し通常の生活に戻れた患者と、心肺停止のあと蘇生はしたが植物状態もしくは脳死に陥った患者の双方を数多く経験している。川崎での状況とそれに対するあの担当医の先生の判断は、容易に推測できる。

(1)患者はどのみち救命できない可能性が高い。よって引き延ばして苦しめるのは不適当である。

(2)仮に救命できたとしても、植物状態は避けられない(この判断はまず間違いなく正しい)。患者の苦痛、家族の負担とも今死なせるよりよほど悲惨な状況になる。

ということに尽きよう。これのどこが〝特異な死生観〟なのか。きわめて真っ当な、ごく常識的な、普通の考えのようにしか思えない。

独断で、同僚に相談もなく、といっても、あの状況であの担当医の先生が一番経験豊富だったということである。長期の植物状態を作って家族から恨まれたりしたことのない若い医者に相談したって、教科書通り救命処置を続けるべきとほざくに決まっている。

そんな意見など糞の役にも立たないが、多数の意見を尊重すると、やれ安楽死の要件を満たしてないとか、あとの責任問題とか、なんのかんのと言う奴が多くなり（しかもそういう奴らは植物状態になった患者のその後に直接関わるわけではない）、事なかれで決まってしまうのは見えている。

今の世の中は、〝わずかでも、奇跡を信じて、できるだけのことはやる〟のが正しいというのか？　その結果出た植物状態の患者が山をなしているところを見てから物を言って欲しい。ちょっとでも知っていればあの川崎の先生の感覚が特異か、真っ当か、なんてすぐ分かる。

細かいことをいえばこの川崎の先生のされたことで多少の間違いはあろう。しかし、そういう細かい間違いや判断ミスをしない医者は、絶対に一人もいない。それを殺人罪に問うことによって、何が得られるのだ？　一方、失うものははっきりしている。川崎の人たちは、誰からも尊敬され感謝されていた一人の呼吸器科の良医を失った。それがどれほどの損失か、たぶん逮捕した警察や、有罪判決を下した裁判官は、自分や身内がそういう病気になったときに身に沁みるだろう。

さらに別の事件で、二〇〇四年二月、北海道で、九十歳の老人がのどに食べ物を詰まらせて救急外来に運ばれ、蘇生術によって心拍は再開したが意識は戻らず、という状態で担当医が家族の前で「おじいちゃんごめんね」と言いながら人工呼吸の管を外し、死に至らしめたということで殺人罪に問われた。結局これは「外さなくても数十分で死亡したと推定される状況」で「呼吸器を外したことと、死亡したこととの因果関係がはっきりしない」で不起訴となったそうである。私はこの不起訴の記事を見て噴き出した。数十分では殺人罪にならないのか？　そうしたら、どのくらいの時間の命を縮めたら人殺しになると、この警察なり検察なりはいうのだろう。

この事件については「週刊新潮」も取り上げたが、そのスタンスは新聞などと大差のない腰が引けたもので、不満であった。いわく、そういう事件を野放しにしておくと、本物の殺人があったときに見逃す危険がある、と。

あえて感情的に申し上げる。

九十歳の爺さんが食べ物詰まらせて心臓が止まったんだぜ。万人が「じいちゃんいい死に方した」と羨むべきことだろうが。何かの間違いで蘇生したけど、意識が戻らない、そんなのもとの状態に戻るはずがないじゃないか。何のために生かしておくのだ。

そこで杓子定規に「安楽死の条件」だとか「脳死判定の条件」だとか持ち出す神経を疑う。そんな官僚主義的なと言ったら、官僚に叱られるくらい人間性を欠いた判断である。これをやった先生を「人殺し」扱い？　何考えてるんだ。警察も、新聞も、本気でそう思ってるのか？　「絶対助からない患者」を見送るのに、やるべきことが「脳死判定（厳密には脳血管造影までやらねばならない）」だとか「生前の意思の確認」なのか？　それより家族がそろったところで、じいちゃんの手を握ってあげてお別れするのが人情の当然ではないのか。そのセットアップをした先生が、しつこいけれどいいか、「人殺し」にされてんだぜ。なんで「週刊新潮」すらこんなことが分からないのか、理解に苦しむ。

百歩譲って、これを許して「本物の人殺し」が年に数件起こったとして、それがなにほどであるか。人情を破壊し医者が全員官僚のマニュアル通りに動く世の中になるより、よっぽどマシじゃないのか。

さて、富山の事件に戻る。仄聞するところによると、患者さんの一人は、癌が末期であることは分かっていたが、インフルエンザによって状態が急激に悪化し、そうならインフルエンザを乗り切ればもとの（末期の癌をもってはいてもそれなりの生活ができた）状態に戻るかと思われて人工呼吸を含む蘇生術／集中治療が行われ、その後やはり無理だと思われて「外す」ことになったということである。

このような時に、各々の時点で、進むべきかどうか、誰が決めるのか。あなたが、あなたの身内がそうなったら、誰に決めてほしいのか。自分で決める？　賭けても良いが、事前にあなたが想定していたことは、その時の千差万別の臨床場面にすべて対応できるようにはなっていない。これについては次章以降で述べる。

家族に決めてもらう？　あなたは、自分の家族がそうなったときに、自分で決められるのか？　考えてもみてくれ、他の家族が全員あなたと同意見ならばよいが（そういうときは理論的に、誰が決めてもよいことになる）、意見が分かれたとき、あなたは他の家族の反対を押し切って、患者の苦痛になることを強いる、もしくは延命策を打ち切るというような判断を、毅然として主張することができるのか？

また、サインしてくれと言われたときに、事実上「家族を死なせる」書類にサインして平気でいられると思うか？　ましてや、そういう現場に居合わせない「評論家」があれこれ口を出すことに耐えられると思うか？

家族から「阿吽の呼吸」での同意を得た上で、自分で最終的な決断をした富山の先生を私はプロとして尊敬する。ちなみにこの射水事件を論評したコメントのうち、唯一私が賛同するのは、鎌田實先生の「私はこの先生はよい先生だと思う。トラブルを起こしたくないと思えば、別に何もしなければ良かったのだから」というご意見だけであった。

あなたは、いよいよの時に誰に生死の判断をしてほしいか。もしそれが信頼できる医者でないのなら、裁判官か、警察か、それとも規則を作る国会議員か。私は、富山の先生の「手にかかって」亡くなった七人の患者さんを、心から羨ましいと思うものである。

近畿大学の小児科だったと記憶しているが、末期の小児患者がいよいよという時には、すべての生命維持のための管を外すという。なんのために？　最期の瞬間、親に抱いてもらうために。私はこの記事を読んで、心の底から感動した。

もしこれを見て、「これは管を外さなくてもせいぜい数十分くらいで死亡するのだから、外したことと死亡したことの因果関係が立証できず、殺人罪は立件できないのだな」などと考える奴があなたのそばにいたら、どうか私の代わりに張り倒していただきたい。

第5章　末期医療を巡る混乱と偽善

人間いつかは死ぬものであるから、その死に方はできるだけ自分で決めたいと思うのは人情である。私だってそう思う。ただ、決められるものかどうかはまた話が別である。自殺以外の方法で、果たして自分で死に方を決めることが可能かどうか、経験的に私は非常に疑問をもっている。そして、可能であることを前提としてどうこう話を進める最近の風潮に反発を感じている。その風潮たるや世間にあまりに広く行き渡っていて、私はドン・キホーテになった気分である。

前章でも触れた通り、最近はなんでもかんでも文書に残そう、という風潮がある。厚生労働省も診療報酬の改定の際に、終末期のときにどういう処置を行うか予め患者と話し合った上で、文書での合意を残すようにしておくと診療報酬の対象に含めるようにしたのだそうだ（ただしその後、医療界と世間の双方からの反対によって撤回された）。

全くもって有難くて涙も出ない。私の病院でも、最近、癌での終末期で回復の見込みがないときに心肺停止状態になったら蘇生術をしないということを患者から予め同意をとろう（こういうのを蘇生させるなということでDo Not Resuscitate：DNR order という）、という意思確認書なる文書案が作成された。しかも、将来的にはこれを初診患者に一律配るのだという。サインしたくない人は保留にしてもよいと、人権？に配慮する内容になっていた。この流れに対して私は猛反発をした。

どうして反対するのだ、そういうのがないから終末期にトラブルになったり、医者が殺人罪に問われたりするのではないか。それになにより、お前は自分の死生観を患者に押し付けようとしているのではないか。

私の反論は次の通りである。

まず、癌のような慢性消耗性疾患で治療法が尽き末期状態となったときは、心肺蘇生の対象にはならない。心肺蘇生の対象から外されるのはこのほか、死後硬直がみられているとき、頭と胴体が離れているときなどが挙げられている。要するに、癌の末期の患者さんで心臓が止まったときに蘇生させようとしているのは、頭と胴体が離れている身体に心臓マッサージを行うのと同じようなことである。奇妙なことに、このことについては私の病院内でも異論はなかった（医学の常識だから当然ともいえるが）。

さて、本来ＤＮＲとは、回復の見込みがあるにもかかわらず患者さんが蘇生努力を行わないでくれと意思表示をされるものであり、医学的に全く適応のない状況とは本質的に異なる。私は本物のリビングウィルの文書にお目にかかったことは非常に少ないが、その一人は肺線維症という慢性の不可逆性の（元に戻らない、要するに治しようのない）呼吸器疾患の方で、いよいよ呼吸不全になったときには人工呼吸器につなげないでくれ、というものであった。この方は、肺以外は大丈夫なので、そういうときに人工呼吸器につければ、さしあたり生命維持は相当の期間できるはずである。もちろん生活は非常に制限され、かつ疾患の性質上そこから離脱することは望めないが。

癌の末期はそんなことをしても無理であり、平たくいえば、蘇生させて生命を維持してくれと頼まれてもできない状況なのである。このことを（意識的か、無知の故か）混同している向きは非常に多いし、それは上記厚生労働省の診療報酬改定にあたっても明らかにみられるが、そもそもこれが間違っている。

蘇生術の対象とならない人に蘇生術を行わないのは、たとえば手術の適応がない人に手術をしないのと同様、あらためて文書で同意を得たりするものではない。要するに、患者側には選択権があってその一方を放棄する、というものではないのである。患者さんは素人だから分からないことももちろんあろう。そこで誤解に基づき「手術をしてくれ」と頼まれたら、どうするか。状況を良く説明して、手術しないように説得するのが通常で、真っ当な医療であろう。そこで患者さんが「分かった、あきらめる」と納得してくれたら、我々はどうするのか？　「じゃあ手術をしないことに同意したという文書にサインしてくれ」というのか？　そんなこと誰もやっていないし、やる必要のないことは明らかである。頼まれたって手術ができない、やっても無駄だ、ということがあるのだから、頼まれたって蘇生術はできない、あきらめてくれ、ということもあるのは理の当然だろう。

よってこのようなことに文書を持ち出すことには私は反対である。というより理解できない。

文書にサインをさせることの最大のメリットは、後での責任を云々されることがない、ということだろうことは私にでも分かる。アメリカでそうなっているのも、そういう理由からであろう。ただ、もし、回復の見込みがない、医学的に適応がない蘇生術を施行しないことによって医療者が責任を問われることがあるとしたら、それはもはや日本の医療が崩壊している時しかない。そのような時のことを想定して「対応」を考えることに意味などない。もしそのような風潮が生まれつつあるのであれば、我々は抵抗すべきであり、それを「先取り」することなどあってはならないと考える。

法的なリスクを減らせるのだから文句を言うな。そう思う人がこういう文書案を推奨しているのだろう。

しかし、「サインをさせられる」ことによって、何か薄気味悪い感じを抱くのは人情であろう。それゆえサインをしない、控えるということが一定の割合で起ることは容易に想像がつく。そのような場合、文書を持ち出したがゆえに医学的に無意味な蘇生術をせざるを得ない状況を自ら作ってしまうことになるのではないか。それは患者さんにも医療者にも不幸なことである。もっと理屈をいえば、蘇生術を開始したとして、いつ打ち切って死亡宣告をするのか？「回復の可能性がもうない時」なのか？しかしそもそも「回復の見込みがない時」の蘇生術の話をしているのだから、無制限に延々と蘇生術をするのでなければ、論理の矛盾となってしまうではないか。

そしてこのような文書を作る最大のデメリットは、患者さんとの心理的な信頼関係を損ねることであろう。書いたものには無言のプレッシャーが生じる。そのような無用の負担を、患者さんや御家族にかけることに、私は忍びない。意味がないことは意味がないと、その場その場で一々口で説明すればよろしい。もし、その煩にたえない、一律な文書で「合理化」してくれと、主張される方がおられれば、私はその方々を医者であると認められないとさえ考えている。

それになにより、考えてもみてほしい。他の病院で「あなたは癌で、あと半年の命」とか言われた人が私の病院にすっとんできて、いきなり初診の窓口で「回復の見込みがなくなったときに蘇生術をしないという文書にサインを」、だぜ。立川談志でもしゃべれないブラックジョークだろうが。

本来、そういうDNRの問題、リビングウィルのことを真剣に考えなければならないのは、癌に関してではない。他の疾患の方ではるかに問題が大きく、かつ難しいのは、ちょっと考えただけでも分かる。

痴呆老人が重症の肺炎になったとしよう。肺炎は集中治療である程度治癒の可能性はあるが、もちろん痴呆はよくならない。むしろこれを契機により悪化するだろう。予めこのことを想定して同意文書を作っておくのか？　いつ作るのだ？　痴呆になりかかったときか？　そういうときに今後のさまざまなことを想定して文書が作れるのか？　では痴呆という病気になる前？　いつの時点のことだ？　たとえばあなたが四十歳のときに、これから起こりうるすべての事態に対応して、そういう文書が残せるか？　残せるとして、七十歳になってさていよいよの時、その四十歳の判断でよいと思えるか？　むしろ、こんなはずじゃなかったということになるだろうと考えるのが常識的ではないのか？

筋萎縮性側索硬化症（ＡＬＳ）という、世にも恐ろしい難病がある。全身の筋肉が侵され、身体が不自由になる。呼吸筋が麻痺すると、人工呼吸器を装着せねば死に至る。意識は清明であり、思考能力その他は保たれる。宇宙物理学のホーキング教授が罹っているとお聞きになった方も多いであろう。教授は数人のケアのもと、人工呼吸器を装着してご存命であり、その頭脳から次々と新しい知見を発表されている。彼にはそれだけの価値がある、だと？　では価値のないＡＬＳの患者さんなんているのか。何をもって価値と決めるのだ。たとえば私に価値はあるのか。もちろんある。いや、やはりない。

よく、癌患者ばっかり診ていて嫌にならないかと聞かれる。誤解を恐れず言うと、癌の診療は楽である。だってあと数ヶ月で死ぬだろうとなるから、家族も親切であるし、こちらも、いよいよの時にどこまで蘇生術その他をするかなんて考えずに済む。これが少しずつ弱っていく、だけどなかなか死ねないなんて「良性」の呼吸器の病気だったら、爺さん苦しくて動けないんだけど、もう何年もこの状態で、いつ終わるか分からない、医者は呼吸器つければまだもつなんて言っているくせに、ベッドが空かないから転院してくれなんていうし、医療費かさむし手はかかるし（以下略）なんてことはざらである。

なぜ世間は癌のことばかり話題にするのか。私はひそかに、癌の末期については、考えれば誰でも「こうしてほしい」という結論が出るから（実はそれはすでに「それしかない」と決まっていることなのだが）、それを出しておけば、もっと難しいことを考えなくてもすむ、という逃避なのではないかと疑っている。

第6章　ホスピスケアはハッピーエンドか

癌の患者さんが末期ということになってどうするか、という話題でよく出てくるのがホスピス（緩和ケア病棟）である。極端に嫌う人がいる一方、末期の癌診療の万能薬みたいにやたらもちあげる向きも多い。大体、ドラマや漫画などでは、癌診療に悩む主人公が苦難を乗り越えホスピス病棟を作るに至り、めでたしめでたしということになっているようである。

もう治療はしない、癌とは闘わない、ときどきモルヒネを使って痛みを和らげてもらう。そのうちに安らかに亡くなっていく、というのが大方のイメージである。

しかし、末期の癌患者というのは枯れ木が朽ちるように穏やかに衰えていく……のではない。その状態には大きな波があり、必要に応じて対処していくことが求められる。

たとえば、心臓のまわりを取り巻いている膜で仕切られるスペース（心嚢）に、癌の浸潤または播種《はしゅ》（癌病巣がばら撒かれるように広がること）によって水が貯まることがある。一定以上貯まると心臓を圧迫し、心臓がうまく血液を送れなくなる。こうなると、生命も危機に晒されるが、患者さんも一種独特の苦悶症状に陥る。この診断は案外難しく、胸部レントゲンなどでは見落としてしまうことも多い。対処法は、心嚢に針を刺して貯まった水を抜くことで、症状は劇的に改善する。「どうせ末期」の状態でこの診断を行い、治療をすることはそれなりの知識と技量を要求されるが、「どうせ末期」であっても症状緩和はその処置でないと不可能で、酸素を投与しようがモルヒネをいくら使おうが枕元で賛美歌を歌おうが役に立たない。

ところが、多くのホスピスでは、あえてしないのかできないのかは別として、そのような、ばたばたした診療行為はやらないと決めているかのようである。そういうところでは、患者が入所を希望する時に、「とにかく一切の癌治療はしない」ことを何度も何度も患者および家族に確認を要求し、それに従わなければ受け入れない、ということが多い。私の患者でも、本人が積極的治療を断念し緩和ケアのために訪れたホスピスで、そういう意思確認を、「このことは何があろうと変わりませんね？」としつこくされていい加減嫌になった挙句、「患者の母親から同意がない」という理由で断られた、という人がいた。この患者さんは独身女性で、お母さんは九十いくつ。さすがに病気のことを黙っていたのだという。それに対して「お母さんにも病状を分かっていただき、ホスピスケアについて同意していただく必要がある」ときたものだから、患者さんは頭から湯気を立てて涙ながらに私の病院に戻ってこられた。

また一方、肺癌で私の病院で治療後にあるホスピスに入っておられた患者さんが、病気の進行に伴い呼吸困難が出た、ということで一時的にこちらに転院してもらい、放射線治療で改善した後またホスピスに戻られたことがあった。その後ホスピスの医者から苦情が来た。ああいうことがあっては困るというのだ。そう言われても、病気だから仕方ないだろう。それについてそちらではできない治療をして何が悪いのか、というより当然ではないのか。とにかく、そういう「治療を必要とする病態」がない患者でないと受けられないの一点張りである。そんなの非現実的であることは、さすがにそのドクターも知ってはいるのだが、ナースその他のスタッフが嫌がるのだということだった。

ホスピスケアをする医療者は、「やりすぎる」現代医療のアンチテーゼのようなところもあって、とにかく抗癌剤もしない、手術も放射線もしない、輸血もしない、それが嫌なら受け入れないという施設が非常に多い。特にナースサイドにそういう教条主義的なのが結構いて、医者がコントロールできないところではそれが施設の方針になっている。私はこういうのをタリバンホスピスと呼んでいる。最近はさすがにやや下火になってきたということではあるが。

一方、一般の病院でも、末期の患者に一律にホスピスを勧める傾向があるが、相手を見てものを言うべきである。現時点で積極的治療の適応なく、対症療法のみになっていても、たとえばさしあたって全身状態が良好で日常生活や仕事ができる人がホスピスへ行けと言われても、普通はハイそうですかとはならない。そういう場合は、何かあったらどうするか、これから身体がきつくなってきたとして、家にいたいか施設でのんびりしたいか、などということをぼつぼつと相談すべきであろう。ホスピスがすべての「末期」患者の解決策であるような誤解を与えるべきでない。

それにつけても、私の病院は、ターミナルの患者さんをホスピスや一般病院など、他に送ってしまうことが、正直言って多い。そして当然のことながら批判される。言訳でなく、自分で最期を見届けることができれば、どんなに楽かと思う。それが夜中に叩き起こされて病院へ出て行かなければならないことであっても、そんなことは苦にもならない。患者をよそに頼むということは、今の私にとって最大のストレスの一つである。

第7章　最期は自ら決められるものなのか

ご記憶の方も多いと思うが、作家吉村昭さんが二〇〇六年七月に亡くなった。膵臓癌のため自宅療養中、看病していた長女に「死ぬよ」と告げ、みずから点滴の管を抜き、次いで首の静脈に埋め込まれたカテーテルポートも引き抜き、その数時間後に逝去されたという。それに至るまでの一連の経緯を、夫人で作家の津村節子さんがお別れ会にて挨拶で話され、また手記として発表されている。津村さんは、吉村さんが延命治療を拒み「自決」したものとして、その決断に理解を示される一方、多少の悔恨をもって愛する夫君を見送られたようで、その心情は察するに余りあるものがある。私は雑誌に発表された手記を拝見しただけであるが、お別れ会に出席した私の知人は、深い感動をもってお聞きしたと言っていた。

さて、私は、こうした話を聞くと、どうしても、医者としての目で見て考えてしまう。

以下述べることには多少の推測も混じっていて、不正確な点や、なにより不謹慎な勘繰りのようなものもあるかも知れないが、あくまでこういう状況の患者さんのケアについての一般論として、ご寛恕を願う次第である。

まず、吉村さんは在宅で療養されていたのだから、カテーテルからは昇圧剤など、中止するとすぐに命にかかわるような薬剤は入ってなかったと推測される。そうなると、大出血がない限り、カテーテルを御自身で抜かれたのと、数時間後にお亡くなりになったことには直接の因果関係はないはずである。よってこの場合は直接の「自決」ではない。もちろん、御自身は当然、人為的に寿命を延ばすことを止めた、すなわち御自分で命に区切りをつけられたという御判断だったとは思われる。ただし、そう思うのは、あくまでもその前後の吉村さんの言動があるからで、それがなかったら、日常臨床で「数時間後にお亡くなりになる患者さんが点滴を抜いた」というのは、「譫妄《せんもう》状態にあったのではないか」と、医師ならば考える。私の同僚もそういう疑問を口にしていた。

さて、以上のことを前提に、つい考えてしまうのは、あれが病院でされていたらどうなったかということである。

まず、現在のシステムでは、その場の担当の看護婦は、「アクシデント」として始末書というか報告書を出さないといけない。「いや患者さんの自分の意思だ」といっても、「意識が譫妄状態にあった可能性がある」とかなんとか難癖をつけられるかも知れないし。そしてそのあと、患者さんがそうしないように「監視」するシステムの強化、になるのであろう（私はここで、そのことが良いとか悪いとか言っているのではない）。で、普通はそこで医者は、ご本人が嫌がっても、カテーテル再挿入を試みることになるであろう。「まあいいか」ですませる（私はたぶんそうすると思う）と、あとで家族が「（末期の患者に）ベストを尽くさなかった（見捨てた）」とかなんとかごねる可能性が出てくる。ご本人の意識状態が正常でない（譫妄であった）ということになれば、みすみす放置して死なせた（寿命を縮めた）のだから下手したら警察出てきて殺人罪、というのは冗談でなく起こりかねない。

御本人の意思だと判定されても放置すると自殺幇助に問われるという可能性がある。それを避けるために奥様に、「このままでよい」というような文書にサインさせるのか？　しかし津村さんでもその場では動揺なさっていたようで、そういう時に家族にサインさせるのが正義かどうか。この種のことについてはすでに述べているので以下省略。

さて、私が担当医だったらどうしていたか。後知恵で考えたことなのでその場で実際にそうしたかどうか一〇〇パーセントの自信はないが――。

すでに書いたように、点滴ラインを抜くことは、大出血さえなければすぐに命にどうこうということはないはずなので、その旨御家族に伝えた上で、その場はそのままにしてしまうだろう。そして数時間後にお亡くなりになったとしたら、(「お話ししたように」)ラインを抜かれたことと亡くなったことは無関係であり、御寿命がつきていたのだと説明していたはずである。亡くなった後の津村さんの言葉をみても、ご本人の決断を尊重される一方、やっぱり「抜いてなければもう少しは……」という後悔のようなものがおありのようなので、そうではないとお話しする。

さて、数時間経過してたとえば朝になって、状態が変わらなければ、ご本人に「どうしますかね(ラインを入れ直しますか)?」と形だけでも聞いていたと思う。そこで意思が変わらないことを確認して(本当は譫妄状態というのは数日続くこともあるので、変わらないからといってご本人の冷静な意思だと言い切るわけにはいかんのだけれども、その辺は多少誤魔化して)、じゃあラインなしでベストのことをしましょうといったことを御家族とご本人に申し上げることになっただろう。そんな(ラインなしでの)処置だと不十分になるのに決まっていると思っても、口先だけでも「まあラインがないならないで、なんとかやり方を考えます」というようなことを言っていたはずである。

良いか悪いかは別にして、「死にたいですか、じゃあどうぞ死んでくれ」とはちょっと言えない。「まあ無理にお引き止めはしませんが、お嫌でないくらいのところで苦しくないようにしましょう」というようなスタンスを取るのが精一杯というところか。

それにしても、富山の事件で「本人の意思」「家族の同意」をあれほど騒いでいたマスコミが、この件に関しては一律に吉村さんの行為を諒としていたのだが、本人の「死ぬよ」という一言（しかも別に記録が残っているわけではない）で、すべてOKになるものなのか？　何にも考えていないということがよく分かる。吉村さんのお別れ会に列席した上記の私の知人によると、文芸記者にはそういう問題意識はないし、社会部の記者は津村節子が何者かも知らんのであろうからそういうことになるのだ、と。役所で窓口が違うところは関係ない、というのと全く同じことのようである。

賭けてもいいが、あれが吉村さんでなかったら、また奥様が「もう少し医療者側が気をつけてくれていればもうちょっと元気でいられたのに」とかなんとか恨み言でもおっしゃっていたら、「在宅でこういう『事故』を防止するためにはどうしたらいいか」、なんてもっともらしい論説が出ていたことであろう。数時間後に亡くなる方の行為は、正常の判断といえるのか？　単に発作的にやられたのではないか？　なんて、けちはいくらでもつけられるし。その時になって医者のコメントをとっていたら、「譫妄状態だったかも知れない」というのも当然とれたであろう。

私自身、吉村さんは最期まで明晰な判断力を持っていて（譫妄状態ではなくて）、自己の運命についての決断をされたのだとは思う。その上でしかし、あの「ラインを抜いたこと」が吉村さんの死と直接関係しているわけではないとしたら、津村さんはどう思われるであろうか。

ご本人がしたいようにされて、かつ家族としては吉村さんを「見殺しにした」「死なせてしまった」わけではないので、ほっとされるのか。それとも、ご本人が命がけでされた決断が、実のところ直接命に関わるものではなかったとなって、がっかりされるのか。

しかしこういうことについて、余計なことをあれこれ考えてしまうのも、因果な商売である。

自分が診た患者さんについて申し述べる。六十歳代前半の、胸腺癌患者の女性だった。

あまりなじみのない病気ではあるが、肺癌と同じようなものだと思っていただいてもさしあたり結構である。いろいろな治療を三年余にわたりしたが万策は尽き、症状コントロールのための対症療法のみの状況であった。一旦は他の病院の緩和ケア科にお願いしたが、そこのドクターと折り合いが悪く戻ってこられた。

さて、呼吸困難が悪化し、最初私はレントゲンなどから、心嚢水貯留（前章で触れた癌性心膜炎）かと思い、だったら水を抜くかと入院してもらったが、CTをチェックして仰天した。水が貯まっているのではなく、心臓をぐるりと取り巻いている心膜がそのまま腫瘍に置き換わり、厚さ一㎝以上の壁となって心臓の動きを外から邪魔しているのである。癌組織そのものだから「抜く」わけにいかない。それでもなんだかんだ症状コントロールを試み、一旦は退院できたが、すぐまた入院となった。本人はキリスト教の敬虔な信者で、いつも聖書を読み、ノートに「神様への手紙」をつけておられた。

ある日夕方、やることが完全になくなった。ご本人は苦しくて我慢できないとおっしゃっている。患者さんと息子さんをよび、お話しする。症状コントロールの手が尽きた。この上は鎮静剤（睡眠剤と思っていただいてよい）で意識を落として苦痛を軽減（セデーション）するしかない。さしあたっては夜間のみこれを行い、翌朝、鎮静剤を切って意識を戻し、苦痛がとれているかどうかを確認する。もしこれでうまくいったら昼間は意識を保ち、コミュニケーションがとれる状況を維持することが可能かも知れない。ただし、そもそも明日の朝まで呼吸が止まらずにまた目が覚めるという保証はなく、そのまま永眠、ということも十分にありうる。また、一旦鎮静剤を切って意識を戻しても、やはり目が覚めている限り苦痛が耐え難いようならずっと眠っていただくということになる。その場合はお目覚めにならないことが前提になる。

こうした説明を患者さんに夜の七時頃にしたところ、「わかりました、セデーションを開始していただく前に息子二人と話させてください」とおっしゃって、部屋に戻り、ずっと話しておられたようであった。内容はもちろん分からない。当初は九時くらいまでにお返事する、と言われていたが、結局息子さんが出てきて「お願いします」と言われたのは十一時半を回っていた。その間ナースステーションで待っていた私に対し、夜勤ナースが「様子見てきましょうか？」と何度も言ってはくれたが、そういう催促がましいことは絶対にしないでくれと指示しておいた。

そしてセデーションの開始は、私がベッドサイドに行って、見ている前で行われた（実際には、すぐに入眠するわけではないので、その場でどうこうということはないのだが）。「お目覚めになったら明日またお会いしましょう。ならなかったら、神様によろしく」と挨拶した覚えがある。私はふざけていたつもりはないが、ただ患者さんを笑わせようとしていたのだろうとは思う。患者さんは苦笑しておられたようだった。その挨拶が適切であったかどうか、私にはわからない。

結論を言うと、翌朝患者さんは覚醒し、その日一日はなんとか普通に過ごすことができた。何人かのご友人と面会をされたようである。夕方またセデーションを開始する。回診で患者さんと握手をして「お別れ」をする。その次の朝も無事迎えられた。この繰り返し。「あなた（患者さん）は天国に行かれるだろうが、私はどうせ地獄に落ちるのだから、これで本当にお別れかもね」などという、軽口だか自虐だかなんだか分からないことも言った覚えがある。私はどういうつもりだったのだろう。

三、四日経過すると、大体会いたい人とは会ってしまったということであった。状況は変わらなかったが、なんとなくうんざりしたというか、「もういいや」という雰囲気も見られ始めた。家族も疲れてきたようであった。

七日くらい経ったところで、患者さんから、「もう疲れたからずっと眠りたい」という申し出があり、二十四時間のセデーションが開始された。実際には二十四時間もかからず、患者さんは亡くなられた。病理解剖すると、私がそれ以前にもそれ以降も見たことのない、心臓周囲の腫瘍の浸潤があった。

これを理想的に近い最期の迎え方と言えないこともなかろうが、それでも私は考えてしまう。最期の数日、本人も嫌になったような雰囲気で、家族も疲れ始めていたところで、この人の肉体的生命を引っ張っていくことは正しいことなのか？　あえて神を畏れぬ不謹慎（なにせ地獄落ちは覚悟してるから）で言うと、最も「盛り上がった」ところで終焉を「演出」してあげることが、患者家族に対してのベストではなかっただろうか。

これも誤解を承知で申し上げるが、私は患者さんを「送る」時は演出家のつもりでいる。もちろん、当然のことながら病状に邪魔されて、という要素も多いのだが。

今回はうまくいったかどうか。もっとなんとかなったのではないか。多くの臨床医の先生ももちろんそうであろうから、別に珍しいことでも褒められるようなことでもないが、私は患者さんが亡くなった時は、時間によらず病院に出てくる。私の場合、その理由には、「演出」上必要であろうなという配慮と、はたして今回はうまくいったかどうかを直接確認したいという欲求が含まれているようである。

第8章 「病院ランキング」は有害である

二月三月になると、「サンデー毎日」や「週刊朝日」などで、恒例の大学合格者高校別ランキングが賑々しく誌面を飾る。私らの時は東大合格者などは氏名まで出されており、まあ正直に言ってそういう記事を見るのは楽しみであったし、自分の名前が載っていた号は買ったと思う。なにがしかの売り上げアップにはつながっていたと推察する。最近は個人情報の絡みがあるので、合格者氏名は出てこない。その代わりと言ってはなんだが、やたら多くの大学についてランキングが出されている。ご苦労なことである。

このランキングに入る学校の顔ぶれは毎年さほどの変化はない。順位が変動するくらいである。それでは自分の子供を東大に入学させるためには、ランキングの上位校にまず入学させることが、近道であろうか。「そりゃそうでしょう」と信じられる人は、以下はお読みいただかなくて結構である。

当たり前のことであるが開成や灘などの難関校は、まずそこに入るのに選抜試験を受けなければいけない。そこを勝ち抜いてきた子供は、当然そもそもの出来がよい（少なくともペーパーテストに優れている）のだから、同じような方法で行われる大学入試にも強いのは当たり前である。

仮にあなたが子供さんを、東大に入れたい一心で、そういう難関進学校に裏口入学させたとしよう。その結果もともとボンクラな子でも東大に入れるようになるか。常識的には、内部で落ちこぼれて、これなら普通の学校で普通に勉強させていた方がまだマシだったかもということになる、と考えるのがまともな思考である。そういう裏口入学を受け入れていると、結局のところボンクラが多くなって進学成績も悪くなるので、難関進学校はたぶん裏口をとらないであろう。

換言すると、そういう学校は、あほを賢くして東大に入れる方法を知っているわけではない。だから、自分の馬鹿息子を東大に入れたければ、一定の進学実績を挙げていて、かつ裏口をバンバンとっている学校を探した方が、まだ見込みがあることになる。そういうところがあるかどうか私は知らないが。

何を言っているのか。大学合格ランキングは、その高校の、教育（この場合進学指導だけであるが）のレベルを反映しているのではない、ということである。もちろん、仮に、抜群に進学（受験勉強）指導がうまくて、誰でも東大に入れられる、その意味で真に秀でたところでも、理論的には同じようにランキング上位に出てくるであろう。しかし、出された結果の数字からは、「本当に指導がうまい」のか、多くの進学校がそうであろうように「もともといいのを選んでいる」だけなのか、はわからない。後者を選択バイアス（selection bias）という。

さて一方、週刊誌でよく、病院や医者のランキングをみかける。よく「週刊現代」あたりに載っているのは、「編集部が専門家とともに作成」した「病院ランキング」「名医ランキング」などであるが、一目瞭然恣意的なものである。よくみると心臓の医者が癌の病院をランク付けしていたりと、いい加減なことこの上ないのがバレバレである。ただし、マスコミの力は恐ろしいもので、私の先輩の外科医はこの名医ランキングに載ったとたん親類縁者から尊敬されたと言っていた。きわめて温厚なその先生が、その時は珍しく声を荒らげて「自分は今まで一生懸命やってきてそれなりの自負もある。そんな馬鹿げた記事でいまさら見直したなどと言われるのは心外だ」と吐き捨てていた。

まあこういう誰の目にも恣意的なランキングに代わって、最近それこそ「サンデー毎日」や「週刊朝日」でよく出てくるのは診療実績を数字で表した病院や医者番付である。

番付を作る側の論理は次のようなものであろう。

「数字は嘘をつかない。診療実績の多いところは信用できるし、その結果として出てくる数字、たとえば五年生存率や手術死亡率などは病院や医者の質を正確に反映しているであろう。厚生労働省などから、たとえば胃癌なら胃癌の五年生存率は各病院でこんなに違う、この医療の質の均霑《きんてん》化が喫緊の課題というような発表がされている。そんなに違うのにどうして病院はその数字を公表しないのか（たぶんそういうことが白日の下に晒されると都合の悪いことがあるのだろう）。しかしその数字で医療機関を選択するのは患者の権利である。病院がしないのなら新聞社やその系列の週刊誌が代わって調査して患者のため、国民のため公表するのだ」

本気でこう考えているのなら馬鹿であるし、人の商売を邪魔するのは気が引けるのではあるが、こちらも「患者のため、国民のため」反論せざるを得ない。たぶん実際のところは、あまり深く考えもせずに、大学合格者ランキングと同じノリで記事を作り、同じように売れることを期待しているだけではあろうが。

ただ、さすがに多少は気が引けるとみえて、そういうランキング記事には「あくまでも参考であって、順位付けが目的ではない」というような言訳が書いてあることが多い。誤解するのは読者が悪いってか。自分で五位とか二十七位とか勝手につけておいて、よくぞぬけぬけとそういう台詞が吐けるものだ。

さて、なにゆえそういう数字が信用できないのか。すでにご説明は済んでいるとも思うが、最も大きな理由は選択バイアスのためである。

たとえば、治癒率の代用として癌治療の成績の指標としてよく使われるのが五年生存率である。しかし、実際には「治癒」というのは定義できない。肺癌の手術後十年して再発がなかった人が、交通事故で死亡したような場合、肺癌は「治っていたのだろう」と推定されることになるが、この人が事故に遭わなかったとして、十一年目に再発しなかったという保証がなにあるわけではない。それは、事故が十年後ではなく一年後だったとしたらと考えれば容易に分かる。ただそれを言い出すときりがないので、経験的に五年OKであったらまあ大丈夫であろうと判断してよい確率が高いのでこれを代用しているだけである。ちなみに甲状腺癌や乳癌は五年以降の再発も多いので、十年生存率なども用いられる。本当は十年以降の再発も珍しくないので、二十年生存率くらいが正しいのかも知れないが、診ている医者の方が先に死んだりボケたりする恐れが強いので実用的でない。

「とりあえずの目安として五年生存率というものがあるのならば、それをもとに評価を下して何が悪いのか」

そう思われるだろうか。しかし、術後五年生存率を高くするもっとも確実な方法は、危ない患者に手を出さないことである。早期癌ばかり治療していれば、治る可能性は自然高くなるし、仮にそうでないにしても、再発しても早期癌が進行癌になって死ぬまでの期間が五年を超えていれば、五年生存としてはOKだったものとして勘定される。このようなケースまで込みで計算しても意味はない。

では、癌の病気の進行具合すなわち病期（ステージ）別に成績を出せばよいだけではないかと言われるかもしれない。しかし答はノーであって、いくつか理由がある。

病気の進行度は本来連続的に変化するはずで、病期というのはそれを適当なところでぶったぎって人為的に作った取り決めに過ぎない。従って同じステージ1でも全然大丈夫なものからかなり危ないものまで含まれる。誰がやってもまずOKというものばかりやっていれば、抜群に成績は良くなる。

病期診断とは、いろいろな検査の結果決まるもので、たとえばどこかに一つ転移があればボンと一気にステージは進む。そういう検査をものすごく綿密にしている施設と、していないところでは、同じ患者を対象にしても偶然小さい病巣をひっかける確率が違うので、病期診断は異なってくる。また、転移病巣は通常画像で「それらしい」と判断されるものであるから、本当に転移かどうか確証はないことの方が多い。転移ととれば（転移ありと判断すれば）ステージ4、とらなければ（なんらかの影ではあるが癌とは関係ないと判断すれば）ステージ1、などということは頻繁にある。

必死になって検査をして細かいところまで暴き出すと、その後の治療内容やレベルが全然変わらなくても病期別の治療成績は改善してくる。ちなみに、「二十年前に比べて食道癌の治療成績は各病期でこんなに良くなりました」という類の話の多くはこれで、かつては見つからなかった転移を進歩した検査技術で見つけて対象から外したり、病期を高く判断したりした結果に過ぎない。

さて、癌になる人の多くは高齢者であって、合併症すなわち余病を多く抱えている。こういう余病が多い人ほど成績の「足を引っ張る」のは当然である。

たとえば、私の病院の近くに糖尿病治療で有名な総合病院があり、そこでは当然のことながら糖尿もちの癌の患者が多くなる。糖尿病の人をいろいろ検査したりすれば、その過程で癌も見つかるからだ。

そういう人が、仮に国公立のがんセンターに癌の手術を希望しに行っても、糖尿病の状況が悪いとうちはそっちの専門がいないからなどということで体よく断られ、もとの病院で手術をすることになる。見かけ上どちらの成績がよくなるのか、自明であろう。

もう一つ、たとえば全国から患者が来る国立がんセンターなどは、精鋭が集まってくる。医者の精鋭ではなく患者の精鋭である。どういう人が精鋭なのか。まず癌だと言われて意気消沈するような気弱な人はだめで、地方からでも治療のため出てこようという気合と療養の環境を整えられる経済的社会的余裕のある人に限られる。さらに、ある程度時間をかけて上京してきてもまだなんとかなる、それなりにゆっくりした病気でないと、東京についた途端手遅れと言われてお終いになる。こういう人たちが平均的な患者ではないことはおわかりいただけるだろう。

だから結局、五年生存率がよいというだけでは、真にいい治療をしているのか（誰でも東大に入れられる指導をしているのか）、単にいい患者だけを扱っているのか（試験で賢い生徒を選抜しているのか）、全く判断がつかない。そんなものは目安にもならない。

役人は大体数字でどうこう言うのが好きなようである。いつか癌診療の十年基本計画だか何かで、五年生存率を一五パーセント上げるというような数値目標を出してきたことがある。そんなの無理に決まっているという現場に対して、国立がんセンターは全国平均で五年生存率が一五パーセント高い、そのレベルを目指せば達成可能であると答えたそうである。この役人達に、どんなに説明しても上記の選択バイアスについて理解させることはできなかったそうだ。

もっと危ないのは、手術死亡率など、治療に伴うリスク評価の数字である。そんなの、誰に手を出すかによって違うだろうというのは、もうお分かりいただけるかと思う。よく新聞記事などで、施設別の治療成績が公表され、五年生存率が悪かったり手術死亡率が高かったりしたところが、「うちはハイリスクの患者を引き受けているから」というようなコメントをしている。いかにも言訳がましいというふうに受け取られるだろうし、実際記事を書いている記者もそういう気持ちでいるのだろうが、このコメントは基本的に文字通りにとるべきである。断言しても良いが、新聞記者には、上記のような数字の背景について理解できていない。理解できていれば安易なランキングは作れない。理解した上で書いているのであれば、営利主義を優先しているのであろう。

このような数字を医療機関が気にしだすとどうなるか。危ないのには手を出さないのに限る、ということになる。そうなると、助かったかも知れない患者さんでも、「治療成績の悪化を恐れて」どこも引き受けてくれない、ということになる。賭けてもよいが、この風潮はすでに出ている。

何年か前、私の勤務する施設で肺癌手術のあとの手術死亡率が年間五百数十件分のゼロになった。通常一～二パーセントならば許容範囲内とされているのがゼロだから快挙とみなすこともできよう。みな能天気に喜ぶのが多い中で、私は肺外科のスタッフの一人をつかまえて、「ゼロってのは良くないよな」と言ったことがある。その外科医が、「おっしゃる通りです。ゼロは良くありません」と答えたのは流石《さすが》というべきである。先年ある大学の教授に四十歳そこそこの若さで就任したが、そういう教育をしてくれることを期待している。

なんでもかんでも情報公開というこのご時世で、こういうことを主張するのは私くらいかとも思っていたが、二〇〇七年、最も権威ある医学雑誌の一つNew England Journal of Medicineに、「死亡率ゼロは理想の数字か?」という論評[*1]が、ハーバード大学の研究者たちから出されている。いわく、もちろんリスクは少なくなるに越したことはない。ただ、仮に通常の手術死亡率が二パーセントとすると、ひとりふたりなにかのことで死亡例が出ると、それだけで年間百〜二百人の患者に対する成績は変わってくる。数字を目標にすると、みなリスク回避のあまり、あえて高いリスクの診療を拒否するようなことが今は起こっていないし、これからも起こらないと、どうしていえよう。だからこのような数字は高くてももちろん、低すぎても、そういう回避行動が起こっていないかどうか検討すべきである、と。

ではそういう数字には意味がないか。意味はある。ただしマスコミが書いているのと別の意味で。注目すべきは、現在の数字ではなく、「数字の変化」である。

よきにつけあしきにつけ、なにゆえそのような変化が起こったのか、偶然か（これは一〜二年の数字で比較したのでは分からず、五〜十年くらいの経時的な傾向としてとらえるべきことも多い）、何かの理由があるのか。理由は、患者の高齢化のような必然のことか、改善の余地があるのか。ハーバード大の研究者たちは、「良くなった」指標に対しても本来行うべき検証作業であると書かれている。良くなったことを喜ぶのはその後にすべきであろう。

そういう検討のために、数字は公開すべきか。カナダの研究[*2]によると、心臓の冠状動脈バイパス術の安全性の数字を、施設レベルで共有したところ死亡率は劇的に下がったが、加えて一般公開しても全く変わらなかったということである。

以上まとめると、比較可能性のない数字を並べても、意味はない。それどころか、ミスリーディングであるので有害である。ちなみに、たとえば手術件数というようなものは、ある程度外科医の習熟度と関係するであろう。これについては件数と治療成績などの相関を示すデータは確かにある。しかし、一定以上件数をこなすところで、「誰でもできる」手術を三件する代わりに「ものすごく難しい」手術を一件して、結果全体として件数が比較的にもせよ少なくなるところは、レベルが低くなると言えるか？　しかも、週刊誌に出る「件数」は自己申告で、その基準も統一されていない。

こんな数字の公開で誰が得をするか。「サンデー毎日」や「週刊朝日」の売り上げが伸びるだけではないのか。

それでは、なにをあてにして病院を選べばよいのだ、何もないのではあんまりではないか、身も蓋もないとおっしゃるのであれば、その通りである。ただし、不完全ではあっても情報はあった方がよいと称していい加減なことを書いて売るマスコミは、私には、「何もない」末期患者に対して「何もしないよりマシ、ダメでもともと」で壺を売る霊感商法とだぶって見える。

病院間に診療レベルの差がないと言っているのではない。そんなもの、あるに決まっている。ただ、それは簡単に数字で表せるものではないし、簡単に出されている数字はあてにならないどころか医療レベル全体の低下を招くと申し上げているのである。良い指標があるのならそれに越したことはない。

現在、いろいろな疾患に対して、診療の質を示すQＩ（quality indicator）の作成が研究として行われている。専門家が集まって、たとえば肺癌診療で、こういう場合はこうすべきだ、そうでないなら何かの理由があるはずだ、という項目を数十個作成する。ちゃんとそのようなことが行われているかどうか、何パーセントなされているのか、ということを指標にして診療の質を測ろうというものであるが、このQＩは作るのも、それを使って測定するのも、非常に手間がかかるし、まだ研究途上である。果たしてうまく実用化されるかどうかもまだ分からない。

畢竟《ひっきょう》、ひとさまのやることを「測る」「評価する」ということは非常に難しい。

ノーベル賞は受ける側はもちろん、出す側も大したものである、そうだ。

第9章 「告知」の無責任

余命を告知するとかしないとか、世間でよく耳にする。自分の予後を知りたいか。まあ知りたい、というのが人情ではあろうがちょいとお待ちいただきたい。

その前に癌の病名を告げるか告げないか、については、告げる、ということが一般的になっているようではあるが、これだってまだ当たり前というレベルではない。マスコミの各種アンケートによると、大多数の人が「自分がなったら教えてくれ」と答えてはいるが、その中身を見ると、必ずしも十分な覚悟で、とは言い難い。いわく、治るのだったら教えてほしいが、治らないとなったら教えてほしくない、という回答が相当数ある。

そんなのね、最初の段階で治るかどうかなんて分からないのはたくさんある。「現代の医学ではまず絶対に無理だ」というのは、まあそれなりに分かる。「治る」方も、ものすごく早期で一〇〇パーセント近く治るだろうものもないではない。ただしこういうものについては近藤誠先生のように「がんもどきで、そもそも治療の必要がない」とまで言い切る人もいる。また、そこまで極端でなくても、ごく早期の粘膜内限局型などはイギリスなどでは癌のうちに勘定していないし、日本でも癌保険が下りない場合も多い。そういうものを除くと、大半は「多分治る」とか「治る可能性もそれなりにある」としか言えないものである。そういうことを教えてほしい？　よろしい、ではお伝えしましょう。

だが一定の割合で再発するだろうし、そして再発した場合はほとんど治らないことが多い。そういう時にはあらためて「これはあの癌と関係ない」と騙しにかかるのか？　それであなたはそのとき納得できるのか？　普通は「やっぱり来たか」と思うであろう。そうなると、「治らない癌を知ってしまった」ことになるのだから、最初の告知を受けたことを後悔することになる。

この矛盾について誰も指摘しないのは不思議であるが、たぶんマスコミの迎合であろう。「治るのだったら教えてほしいが、治らないとなったら教えてほしくない」という人に対しては、それが患者の気持ちだ、などと物分かりよさげに肯《うなず》いていても仕方がない。そんなことはできない、とはっきり言うべきである。

私たちは、病名については伝える。最大の理由は、私たちが伝えなくても患者が周囲から知ってしまうからである。残念なことであるが、患者は他の患者に対して、時として非常に残酷である。「放射線治療してる？ それじゃあ癌に決まってる（これは必ずしも正しくはない）」「この間まで通っていたあの人は、放射線始めてから二ヶ月で死んじゃったよ」「これこれの症状がある？ ああそれはもう末期だね」

自分の病名について知っていて、病状を十分理解していたはずの患者さんが、待合室で今こういうことを隣の患者に言われた、と真っ青になって診察室に飛び込んでくるなどしょっちゅうである。他の患者にあることないこと言われて、自殺に追い込まれた患者さんまでおられた。ましてや、医者が嘘をついて、癌でないと言い張ったりしたら、事実がそうでないのだから、分が悪いのは目に見えている。事実を伝えておかなければ、ガセ情報に対抗することすらできない。

さて、これを踏まえた上で、余命告知について戻ろう。あと半年とか、あと二年とかいうやつで、よくドラマや何かでも出てくる代物である。最近はこれを伝えるのが良心的だそうで、患者への説明同意文書（同意とは、これから行う治療に対する同意のこと）にも数字を明記すべきだというのが主流になりつつある。

私はこの流れに反対である。上記の、病名告知に対する態度と矛盾するとお考えだろうか？

なぜに反対するか、最大の理由は、そんな数字は当たらないからである。何が証拠には、周りをご覧になればよい。半年といわれたが、みごとに半年で死んじゃった、なんて例がどのくらいあるか？　多くは、余命半年といわれながらその後三年あまり頑張って云々というようなものばかりではないのか？　そういう例が多いのだったら、その患者さんがよく頑張った、医者もよくやった、という前に、そもそも最初の「半年」というのが嘘だったのではないかと、どうして考えないのか。外れても外れても、医者の言う「余命」を信じるのは、細木数子のご託宣を信じるのと同じではないか。

そもそも半年という根拠は何か。平均、ではない。確かに今までのデータから出されたものではあるが、集団の生存率の代表値として出されるのは五〇パーセント生存期間といわれるもので、これは半分の人が亡くなるまでの期間である。そういわれてピンとくる人は偉い。もしくは早合点する粗忽者であろう。統計学的には平均値とは異なるものであるが、その計算方法も含めてここでは説明しない。ただ、同じ集団について調べても、人間様が相手の場合は生死不明ということがよくあるので、そのデータの追いかけ方によってもものすごく大きな差が出る、というものであることは知っておかれてよいと思う。いずれにせよ個々人の予後を表すには極めて不確実な数字である。私は、この「五〇パーセント生存期間」の数字が意味するところを、素人に理解できるように説明することは不可能だと思っている。

良心派はそうではない、という。

「確かにそれだけではわかりづらいが、もっと丁寧に説明すればいいのです。五〇パーセント生存期間が半年であるとして、九〇パーセント生存期間は二ヶ月、一年生存率は三〇パーセント、二年生存率は一〇パーセントというように補足して説明するべきです」

あのね、患者さんは自分がどうなるかを知りたいのだよ。同じ病気の人の予後をお勉強したいわけではないのだよ。そういう数字で実感として何が分かるのか？

せいぜい言えることは、三〜五年以上は厳しい（だから十年ローンなどは組むな）、ただし一〜二ヶ月でどうこうということは多分ないだろう、ということで、だったらそういう風に説明すればよいのだ。百歩譲って、仮に百万言を費やして患者にこの「五〇パーセント生存期間は半年」ということを理解してもらったとしよう。家に帰って患者さんが家族や知人にどう説明するのか。やはり「あと半年くらいと言われた」というであろう。だって渡された紙にもそう書いてある。そこで患者が周囲に対して、この生物統計学の数字の意味することを説明しなければならないのか？　無理に決まってると、私は思うが、こういうのは専門家の傲慢であるのか？

「あと半年と言われた」「あと半年だそうだ」と、数字が一人歩きするのは目に見えている。実際に、そういう風に前の医者で言われたと、真っ青になってまたは憤然として外来に来た人を、私は嫌になるほど経験している。

数字は一人歩きするのだよ。その背景を知らない人に「だって事実なのだから」と提示することは、良心的なのではない、ただ無責任なだけだ、と私は思う。

告知について補足しておくと、私はむしろ、「世間の常識」とは逆に、ほぼ一〇〇パーセント治る、しかも最小限の負担（たとえば内視鏡切除）で治るような早期癌は、病名など告げずにそのまま騙してでも治療してしまってよいのではないかと思っている。治らない病気だからこそ、「将来の人生設計」のために、病名と病状を認識しておく必要があるのではないか。どうやったって治る(粘膜内限局の胃癌や大腸癌など、糖尿病なんかよりよほど予後が良いはずだ)病気なら、わざわざ「癌」というおどろおどろしい名前を出して患者を脅かすにはあたるまい。どんなに早期であると強調したって、「いや何か隠しているに違いない」と疑う人はいるし(隠すんだったら最初から癌なんて言わないよ、と説明はするのだが)、一旦癌になった人の癌ノイローゼは物凄いものがある。この場合、そういう将来的なマイナスのために、あえて病名は伏せてしまう、それで治療してしまったらあとは忘れてしまう(どうせ再発しないのだから、もとに「癌」の既往があったかどうかなんて、次に何かの病気になったときももう関係はないから差し支えない)、でどこが悪いのか。

私はこの二十年来こういうことを周囲に言ってみているが、反論されたことはない。しかるになにゆえいまだに「治るのだったら告げてほしい(言うべきだ)、治らないのだったら知りたくない(知らせるべきではない)」という大勢が揺るがないのか、みんな自分で考えてないいんじゃないかと疑いたくもなる。

第10章　○○すると癌になるというインチキ

なにかを食べると癌にならない、足りないと癌になる、いや逆に摂り過ぎると癌になる、などなどという記事は嫌になるほど目につく。どこをどう探しても根拠が書いてない噂や流言蜚語の類から、細胞やマウスを使った基礎実験データ、また何万人の追跡調査の結果による疫学データ、などなどその種類もまた千差万別である。噂はともかくとして、基礎実験データもさしあたってだからどうだということはないのだが、こういう情報を聞くと不安になって心配で寝られないというような感受性豊かな人もいないではないだろう。そういう人に一言、逆説的に申し上げれば、サリドマイドは実験動物レベルではきわめて安全性の高い薬物であった。

ところが人間を対象としたデータではそうそう安閑としていられなくなる。最近の例では、「乳製品を多く摂る男性は前立腺癌になりやすい。摂取量最大のグループは最小のグループの一・六倍」というような記事が新聞に出た。このデータを出した研究者はさすがに、「乳製品の摂取を控えた方がよいかどうかは総合的な判断が必要で、現時点での結論は出せない」とコメントしているが、そもそもこんなデータも気にする必要は皆無である。それどころか、プレスリリースする必要などない。一般人にとって何の役にも立たない情報を、エンターテイメント以外の目的で出す必要性を私は感じない。

あえて穿った見方をすれば、研究者側は、厚生労働省の（つまり税金を使った）研究班でやった手前、「税金使ってデータがないでは申し訳がない」ということで出したのだと考える。新聞側は、とにかく発表されたことが、少なくとも字面の上では自分たちが理解できるから安心して記事にしたのであろう。

こういうデータからたとえば「乳製品の摂取を控えた方がよい」というような結論を出すということは、すなわち乳製品摂取と前立腺癌の因果関係を認めたということになる。そんなことは、全然証明されていない。

世の中ヨーグルトとチーズだけ食べて生きている人はそうそういないだろうから、乳製品を食べている人もいない人も他のものを飲んだり食べたりしている。乳製品と相性の良い食べ物があって、それを結果的に多く摂っていて、知らず知らずのうちにその中に前立腺癌の本命物質があるのかも知れない。また、乳製品を多く食べる地域というのもあるだろうから、そういう地域に何か潜んでいるのかも知れない。また、乳製品を多く食べる人は、たとえば性生活その他、他の生活様式でなんらかの特徴があるかも知れない。前立腺は男性生殖器の一つで、内分泌の影響を強く受けるから、そういうことから「癌になりやすい」ので乳製品それ自体は全然無関係、ということも十分ありうる。

もっといえば、たとえばある一定以上の年齢の男性で、どうも前立腺肥大が気になる、女房が勧めるから雑誌にも書いてあるから「体に良い」乳製品摂取を心がけるようにしている、というようなこともありうるだろう。その場合、男性はうすうす「自分がやばい」と思っているので、実際に癌予備軍であって、乳製品を摂らなければもっと（たとえば二倍）癌のリスクが高いのかも知れない。この場合、実際には「乳製品は前立腺癌を予防している」のだけれども、見かけ上は「乳製品を多く摂っている人は前立腺癌になりやすい」と出てしまう。

以上のようなことを交絡《こうらく》因子という。前立腺癌（A）の真の原因をB、乳製品をCとして、実際はB→AなのだがBとCが見かけ上連動していてBが（陰に隠れて）分からない場合、C→Aであるように見える、のである。

もちろんこうした疫学データをまとめるにあたっては、上記のような交絡因子を探し、可能な限り除く努力はされている。しかし、そもそも前立腺癌の原因などというようなものが分かっていない。だからこういう調査をするのだ。

肝臓癌の原因がB型もしくはC型肝炎ウィルスであるというようなことが分かっている場合は、何を食べたら肝臓癌になるかなんて研究はせず、まずウィルスを除く、防ぐことをしなければならない。しかし原因がわかっていない時点で、すべての因子（多くは未知のもの）の影響を除くなんてできっこないことは明らかである。

私が学校で教わった例はこうである。黄色い指の人は肺癌になりやすい。データでも確かにそうだった。これは一・六倍なんてけちな数字ではなくて、十倍以上のリスクがあった。そこで、肺癌を予防すべく、ちょっとでも指が黄色い人に対して指を切断する勧告がなされた。多くの人が従ったが、中にはもちろん嫌がる人もいた。

長い期間がたって経過観察データがまとまってみると、確かに指を切断した人では肺癌の発生率は著明に減少した。指を残しておいた人たちでは減らなかった。あとになって、実のところ肺癌Aの原因は喫煙Bであり、喫煙によって黄色い指Cになっていたのが分かった。指を切断した人の多くはタバコが吸えなくなったのでやむを得ず禁煙し、結果肺癌が減ったのである。要するに、原因の段階でも、介入（この場合は肺癌を減らそうと指を切りにかかるということ）の段階でも、BとCが連動していて見かけ上は区別がつかなかったのである。

なんだ、じゃあそんな記事出されてもなんにも参考にならないじゃないか。だから記事自体が無意味だとさっき申し上げたでしょう。

史上もっとも有名な失敗例は肺癌予防研究[*3]であろう。緑黄色野菜を多く摂る人は肺癌などの発生率が低いことは知られており、またそれに含まれるビタミンEやビタミンAが抗酸化作用によって発癌を抑制することが実験室レベルで証明されていた。さらに血液の中のβカロテン（ビタミンAに身体の中で変換）の濃度が高い人は肺癌の発生率が低いというデータもあった。そこでαトコフェロール（ビタミンE）、βカロテン、およびレチノール（ビタミンA）を飲んでもらうことにより肺癌を予防して発生率を下げようというランダム化試験が行われた。要するに、そういうビタミンを「薬として」飲んでもらう人とそうでない人を籤《くじ》で決めて協力してもらい、追跡調査し、肺癌などの発生率を観察する、というものである。一九八五年にフィンランド[*4]（αトコフェロールとβカロテンを使用）と米国[*5]（βカロテンとレチノールを使用）で始まった二つの大規模研究の結果はしかし、期待を大幅に裏切った。喫煙歴のある人では前者で一六パーセント、後者で二八パーセント、肺癌の発生は増加した。予防するどころか有害であるということでおしまい、である。

この理由についてはいくつか推測がなされている。そもそも緑黄色野菜を食べようという人は、他のことについても「身体にいいこと」をやっている、心がけのよい人なのだろうから、そういう「身体にいいこと」のうちの何かが良かったので、これまでは肺癌の発生率が抑えられていただけだったのではないか。また、緑黄色野菜の成分には、リコピンその他の身体によさげなものがいくつかあるので、βカロテンではなくてそういうものが本命だったのではないか。さらに、（私はこれが最も説得力があると思うが）研究で使われたβカロテンなどは、食事から摂取する量の五倍から十倍にも相当するので、そんなに大量のものを「薬として」摂取するのは逆効果になるのではないか、というようなことである。

では緑黄色野菜自体が肺癌を誘発するのか、というと、もちろんそんなことはない。ただ、「身体によさそう」ではあったが、何がよかったのか（そもそも緑黄色野菜の中に「それ」があったのかも）わからない、βカロテンをサプリメントとして使っても

（とくに一定量以上使うと）有害になる、のである。サプリメントというのは、足らないのを補う目的を逸脱して、余分に摂ってもよりよいものだとは限らない、と言われると、そんなの当たり前だということに気がつく。世の中に、多ければ多いほど、どんなに多くても良いものというのはほとんどないのではないか。金だってそうだろうし。

いずれにせよ、こういう決定的データが出ると、疫学データから営々として築き上げてきたβカロテンによる「癌の化学予防」についてのセオリーは全部パーである。逆に言うと、こういう決定的なデータ（介入試験）がなければ、結論は本来出てこない。その前段階であるものはすべて推測であり、当たるも八卦当たらぬも八卦である。

さて乳製品と前立腺癌の関係でもう一つついでに追加すると、仮に乳製品が本当に前立腺癌を引き起こすとして、それを除くのが本当に正しいか。私は別に牛乳会社の回し者ではないが、乳製品の中にはもちろん本当に身体に良い、場合によっては病気の予防につながるものもあると考えて、そんなに間違いはなかろう。だって乳製品をどんどん摂っているヨーロッパ人が不健康で絶滅の危機に瀕しているなんて、聞いたことないものね。そうなると、一・六倍の前立腺癌のリスクと引き換えに、たとえば骨粗鬆症が少なくなるとか（個別の疾患に対する予防効果）、栄養が良くなって元気になるとか（国民全体の健康の増進）が達成できるのであれば、極論すれば「そのくらい仕方がない」ということになるのではないか。

こういう疫学研究は、究極の目的として、たとえば前立腺癌の原因の一つを同定しそれを避けることによって、他の身体への悪影響を及ぼすことなく前立腺癌を出にくくするとか、もしくは原因に介入することによって予防を行うとかいうことを視野に入れているはずである。しかしこの記事の段階では、そんなのまだまだ遠くであるし、そもそも達成可能かどうかわからない。これについては無理だと私は思う。

といっても、こういう研究自体を否定しているのではない。こういう研究が十個あって、一つでもものになれば大成功だと思う。ただし途中の段階でプレスリリースしても何にもならない。何にもならないことをするのは無駄であり、牛乳会社への嫌がらせくらいの意味しかなかろう。あとはワイドショーが喜ぶだけか。ネタになるので。

以上、乳製品と前立腺癌の関連についての報告にケチというか因縁をつけるような解説になったかと思うが、あわてて補足すると、この研究は実際には非常に優れている。ただ、現時点で実生活にインパクトがないというだけである。このことは新聞記事にする価値はないということであるが、それは研究者のせいではなく、取捨選択できない新聞社の知能の問題である。この研究のどこが優れているか。一九九五年と九八年に登録した全国の男性四万三〇〇〇人を二〇〇四年まで追跡、三二九人が前立腺癌を発症したということである。すなわち、十年近くにわたって何万人もの人を追跡調査するという、手間と暇がかかっている。当然金もかかっている。通信費だけでもそれなりのものになるのは容易にご想像いただけよう。

最初はどういうデータが出るのか予測はできないのだから、徒労に終わることもありうる状況で調査を重ねていくのは、誠にもって頭が下がる。こういう研究を馬鹿にする人間は真っ当な死に方をしないであろう。ただし、当然のことながら、この研究では乳製品のことのみを調べたわけではない。他の生活習慣、嗜好、居住地その他も調査してあるはずで、乳製品との関連が「統計学上」出たのは「たまたま」かも知れない。

こういう実際には関連がないのに、統計上の偶然によってありそうにみえることを α エラーという。因子を百個くらい調べると、一つや二つは偶然で「当たった」ように出ることもあろう。むしろ、「これは関連がありそうにない」というデータの方が（特にそれが前立腺癌と関係がありそうに思われていたものなら）その意味で価値が高いと私は思うが、新聞記者にはそこまで質問をする知能がないのだろうから仕方がない。

さて、金のことはともかく、十年もかかるのはあんまりであり、しかもそれで何も成果が出ないかも知れないのではもっとあんまりである。もうちょっと安直な方法はないのか。

上記の方法が前向き（prospective）研究といわれるのに対し、後ろ向き（retrospective）研究というのがある。これは前立腺癌になっている人を百人なら百人集め、そうでない人を普通はその数倍（たとえば五百人）集めて、さて乳製品をどのくらい食べているかなどを調査するのである。ただし、この場合、「そうでない人」にはいくつか条件があり、もちろん男性でなくてはならず（女性には前立腺はないから癌もできない）、七十歳の患者と五十歳の「そうでない人」を比べることはできない。五十歳の人は、これから二十年するうちに癌になるかも知れないからだ。これだと、手間は少々かかるにしても、「集団を追いかけて癌になるのを待つ」暇は省けるので、早く結論が出せる。ただし、この方法は前向き研究よりも安直な分、データの信頼性は下がり、評価も低くなる。

その理由はいくつかあるが、たとえば乳製品なら乳製品をどのくらい食べたかを聞くとする。病気になった、つまり患者の方は「どうして病気になったのか、あれが悪かったのだろうか」と考えるのは人情であり、「そうだったのか？」と聞かれて「そういえばそうだったかな」と答えやすい。こういうのを情報バイアス（information bias）という。

　いつかうちの病院で、進行癌患者の在宅ケアをしているドクターに講演してもらったところ、「癌患者の九割以上は発症前に精神的ストレスがあったと報告している」と言っていた。これなどは情報バイアスの最たるもので、そういう状況（当然本人は自分の状況を知っている）の患者さんをつかまえて、「ストレスがあったか」なんて聞き出せば、「あった」と答えるに決まっている。私なら、一〇〇パーセントの患者に「そう言われれば、あった」と「白状」させることができる。

　さてそういう安直な後ろ向き研究は掃いて捨てるほどあって、面白かったのはロサンゼルスタイムズに載った記事。[*6] 乳癌になりやすいリスクとして報告されたのは、「魚を食べる＝一四パーセントのリスク増」「妊娠中に三三ポンド以上体重が増えた＝六一パーセントのリスク増」「抗生物質を使った＝二〇七パーセントのリスク増」「診断目的でX線撮影を行った＝二一九パーセントのリスク増」。

　このへんまでは、まあそんなこともあるかなと思うが、このリストはもっと続いて、

「オランダでの乳幼児時代、飢饉に遭った＝二〇一パーセントのリスク増」「フィンランド航空の搭乗員である＝八七パーセントのリスク増」「アイスランド航空の搭乗員である＝四一〇パーセントのリスク増」「電気毛布を使っている＝六一〇パーセントのリスク増、ただし黒人に限る。また、十年以上使っていて、かつ、一年間に使う期間は六ヶ月未満である場合のみ」。

なんだこれは？である。これをもってフィンランド航空のスチュワーデス希望者が減ったという話も、乳癌になってしまったスチュワーデスがアイスランド航空を訴えたという話も聞かない。要するに、αエラーであることは、まずお分かりいただけることと思う。疫学データそのものからは、このどれが本物でどれが偶然の産物（ゴミ）であるかは解析できない。

さて、本来的には介入研究を行って（何かをやってみて）因果関係が証明される。高血圧によって心不全や脳卒中が起こりやすくなることは昔から知られてはいたが、昔は降圧剤なんてなかったので、ただ高血圧の患者がそういう重大な病気になるのを見ているしかなかった。降圧剤で血圧を下げることによってそういう病気の頻度が減ることにより、やはり高血圧が心不全なり脳卒中なりの原因の一つであったことが証明されたということになる。

最近取沙汰されるのは、メタボリック絡みで腹囲を絞った方がよいのか、とか、コレステロールを下げた方がいいのか、いやコレステロールは下げた方が癌になりやすいのだから逆ではないか、とかいうようなことであろう。私の娘も小学校のぼちぼち高学年になり、最近私の腹回りを見る眼がとみに厳しくなった。さすがに「見た目が悪い」と非難するのは気が引けるらしく、メタボリックで病気になる、と主張する。パパは医者のくせしてそんなことも知らないのか。私が後述の如く反論すると、煙に巻かれたような顔をして（実際煙に巻きにかかっているのだから仕方がない）、「パパのは屁理屈だ」とぶうたれる。

数字の解釈はどうにでもできるもので、たとえばコレステロールが一定以上高い人間をつかまえて、薬によってこれを下げると、狭心症や心筋梗塞になる頻度は三三パーセント下がる、とする。さあ大変だ。やっぱり下げないと。しかし、三パーセントの発症率が二パーセントになると、これは三三パーセントの低下である。要するに、飲まないと九七パーセントオッケー、飲めば九八パーセントオッケーであると聞かされると、途端に薬を飲む気が起きなくなるであろう。なんだ、では三三パーセント減少というのは嘘ではないにせよ、製薬メーカーの売り文句で、大して意味はないのか。

しかし、しかしである。そういう人間が一千万人いたとして、狭心症や心筋梗塞の発症率が三パーセントから二パーセントになるということは、一パーセントつまり十万人が救われるということで、一年間に肺癌になる人が全部治って助かった場合よりも多い数字になる。これは公衆衛生上、もしくは保健政策上、無視してよい数字ではない。

要するに、立場によって数字の解釈などはころころ変わる。従って、あなたの主治医が、太鼓腹抱えながらあなたに対して「減量せよ」とか言ったとして、どの面下げて言うかというような反感を持つことは勝手であるが、だからといって一概に無視してよいとは限らない。

ちなみに、コレステロールが低いと癌になるのかどうか。コレステロールは本来栄養の指標なので（つまり栄養過多がいけないということ）、これが「少ない」ということは、実はその時点で癌が既に巣食っていて、調査期間の間に発見されたという可能性は、それなりにある。もちろん、各種研究ではこうしたバイアスを極力除くように努力しているのであろうが、本章で縷々《るる》述べたように、本来的にはこういう解析から因果関係を導くことはできない。やはり介入研究の結果が最も信頼できる。つまり、心臓病を防ぐ目的でコレステロールを下げにかかった「副作用」として、癌が増えてくるのかどうか。ただし、これとて、たとえばコレステロールを下げなかった集団がどかどか心臓病で死んでしまったとすると、こういう人たちは癌にならない（なれない）、もしくは心臓病になったが助かった後で心がけを改めて禁煙したりして、そのため癌にならずにすむというようなこともある。前者を競合リスクという。競合リスクの古典的な例は、「結核になった人は肺癌にならない」というやつで、結核のため二十代で亡くなった人は肺癌になるまで生きていけない。また、結核後遺症で後年呼吸不全になり、それで亡くなった方も、肺癌ができていても昔の結核の陰に隠れて診断がつかず、「結核後遺症による呼吸不全で死亡」とされて肺癌にカウントされない。よって実際にはなんの因果関係もなくても、統計上は「結核になった人は肺癌にかからない」ようにみえる、のである。

そこまで言われるときりがないとおっしゃるか。まさにその通りで、だから私の娘は私の言うことを非難するのである。まあ人生は複雑である、ということはそのうち嫌でも思い知るだろうから放っているが。

さてここまで書いてくると、どうしてもタバコのことに触れないわけにはいくまい。

タバコが肺癌を初めとする種々の病気の原因であることは「常識」であろうが、ではそれは介入試験によって「確認」されたかというと、そんなことをした研究はもちろんないし、これからもないであろう。

それでいいのか？　それなら肺癌とタバコの因果関係は「証明」されたことにはならないのではないか？　と言われれば、その通りである。では何ゆえタバコ＝肺癌（他の病気もいっぱいあるが、面倒なのでここでは肺癌に限る）という説が大手を振って罷り通っているのか。もちろん私自身も、この因果関係に異論のあろうはずはない。

「いい加減な」疫学データといえど、繰り返しさまざまな集団で（日本人、アメリカ人、ヨーロッパ人……）再現性をもってタバコと肺癌の関連を示唆するデータがあること、その関連性も先にあげた一・六倍とかなんとかいうケチなものではなく、何十倍であること、さらに、用量と発生率の関係（多く吸うとその分リスクが上がるということ）、加えてやめた人の追跡結果（禁煙すればそれなりに時間経過と共にリスクも下がる）。こういうのはすべて、さまざまの方法で交絡因子やバイアスを除くよう努力されている。

これらのうえに、実験室レベルでタバコと発癌の関連を示唆する多数の研究結果もあり、全部あわせると、「間違いない」といっても普通は差し支えないであろう。仮に傍証の積み重ねであっても、これならさすがに有罪、という判決が下りるのと同じである。

　この状況で介入試験、すなわち喫煙者を禁煙する人としない人にランダムに分けて肺癌発生率の低下具合をみるとか、もっと直接的なのは、二十歳の非喫煙者をランダムに分けてタバコを吸わせるのと吸わせないのとで比較するとか、なんてのは、「有効性をみる」のでなく「有害性をみる」ということだから倫理に反することになる。これはたとえば、石綿と癌の発生について証明するためにそういう研究を行うことが人倫に悖《もと》るのと同じである。ちなみにタバコではないがこの手の「非倫理的」研究は別にナチスの専売特許でなく、戦後アメリカでもされている。

　ただし、間接喫煙の害については、実のところ疫学データはそれほど一定しておらず、あまり関係ないというデータもあるにはある。その一方、そういうデータは実はタバコ会社が研究費を出していたとか、いろんなスキャンダルや攻撃も頻繁に出てくる。まあこれもきょうび、科学の世界が純粋だなんて考えている人はいないでしょうけどね。だけどこういうのも介入試験するわけにはいかないし。

　私は自分自身が子供のときから喘息で苦しんでいるので、タバコは吸ったこともないし、明らかに健康に有害だし、この世から消えてなくなってくれると非常に嬉しい。喫煙している人に禁煙を勧める（というか脅す）ことにかけては、たぶん誰よりも上手いと思う。それでもなお、タバコを全面的に禁止することについては懐疑的である。

まず、たとえば肺癌はイコール喫煙ではない。実際、全くの非喫煙者で肺癌になっている人（圧倒的多くは腺癌という種類だが）は増えている。世の中すべてのタバコがなくなって、間接喫煙がゼロになったらこういう肺癌も無くなるかというと、たぶんそうではないだろう。

アメリカの著名な研究者は、「非喫煙者の、どこをどう押してもタバコと関係なさそうな腺癌が増えている、その原因について私らは何も分からないし推測すらできない。今できるのは患者の血液や腫瘍サンプルを保存して、将来的な解析に備えることだけである」と言っていた。アメリカは教条主義的な国であって、肺癌はイコール喫煙に決まっている、他の要素のあろうはずがない、だから治療の研究なんかに金を使うのは言語道断という人たちも多いので、こういう「わからない」ことを正直に告白する研究者はそれだけで尊敬に値すると、私は思う。

これだけではむろん、タバコ反対の根拠は何も揺るがない。仮に肺癌を（もしくは他の病気を）根絶させることができないにしても、相当数（恐らくは大部分）減らせるだけでも、タバコを失《な》くす意義は十二分にあるのだから。ところが以前、私がある学術誌で、「喫煙と関係ないであろう肺癌もある、しかも増えていると思われる」と書いたところ、「そういうことを書いて研究者生命を絶たれた医者もいるから、お前も気をつけたほうが良い」という有難いご忠告（一般的には脅迫の範疇に入る）の手紙をいただいた。見解の相違に対してそういう反応をされる人を、私はあまり好きになれない。

最近はどこの病院も敷地内全面禁煙が多い。その理由の一つは、日本医療機能評価機構というところがあって病院に対して評価のうえ「お墨付き」を与えているのだが、その基準の一つにそういう禁煙が挙げられているからである。私の病院でも、これにより敷地内全面禁煙になっている。ヘビースモーカーの医者どもが、泣く泣く従っているのは傍目で見てもざまあみろという気分になる。ただし問題なのは、末期の入院患者さんが「最期の一服」を所望されても、禁煙だからできない、のである。

こういうのは人情として忍びないのは私だけではなく、時と場合によっては患者さんに吸う場所を提供してもよいのではないかというのは、病院の庶務がとったアンケートでも相当の数の回答があった。しかも私と同じく、自分自身が吸わない職員からそういう声が多かった。それに対して庶務のまとめは、「喫煙に対して意外に寛容な非喫煙職員が多い」のだが、「喫煙をしたいという患者や同僚には、他の趣味を勧めるなどして、禁煙に導くようにしましょう」。これは冗談のレベルを超えて、背筋が寒くなるくらいの小役人根性である。以前講演のためにお邪魔したある病院では、庇がついた屋外で隅っこの方であったが喫煙所があって、顔色の悪い患者さんが点滴台を引っ張りながらタバコを吸っておられた。今調べたところこの病院は医療機能評価機構の認定を受けていないが、私はこの見識を評価する。

タバコは有害である。やめた方がよろしい。それは間違いない。しかしアルコールだってそうだろう。酒で健康を損ねた、社会的に失敗した人は無数に存在する。適量ならば身体に良いというが、適量でやめられないのが酒ではないのか？　どう勘定してもマイナス面の方が多いだろうと思う。思ったのは私だけではなくて、昔からそうなので、アメリカで禁酒法が施行された。その結果、アメリカは健康的な明るい国家になったか。

タバコをやめさせるのは正義である。しかし私は、正義をなんの疑問もなく推し進めることに、一抹の気味悪さを感じる。タバコの力を借りて着想を得てすばらしい作品を世に出す芸術家がいるとして（自称そうだという人間は結構おられるようだ）、その寿命が何十年か短くなることと、芸術作品のレベルが落ちることと、どちらが重大か。ではその周囲の、たとえば家族や弟子に間接喫煙の健康被害が及ぶことと、芸術との天秤ではどうか。つきつめていけば、人間なんのために生きるのか、ということになる。健康や生命はそれ自体貴重なものであるが、他のすべてに優先するものか、これを第一義的に尊重するのが唯一の正義なのか、私には確信はない。私には、今の禁煙運動の正義は、愛国婦人会の正義と重なるのではないかという疑念がどうしても拭えない。

もう一つついでに言うと、禁煙で一番効果があるのは、もちろん若い人に禁煙させることである。そのことは皆分かっている。だがそのやり方がいかにもまずい。渋谷にたむろしている二十歳前後のアンちゃんやネーちゃんに、六十歳になったときに肺癌になるからタバコは吸うなと言って、誰がやめるものか。ああいうアホどもは(我々と同じく)、四十年先のことなど想像できない。私はそいつらに禁煙させる方法は知っているし、実践もしてはいるが、ここでは差し障りがあるのでその方法は書けない。

アメリカで見たTVコマーシャルで、若い綺麗な女性が画面に出ていたが、しばらくして化粧を落とし、鬘《かつら》を外し、入れ歯を外し、して、見る間に皺だらけの老婆の顔になった。そこでテロップ「名前(たぶん実名)、二十歳、麻薬中毒」。

これは衝撃的であって、へー、これならやめるだろうなと思ったものだ。

第11章　間違いだらけの癌闘病記

自分の闘病記などを発表される方は多い。その中には、一般の人が自身で書かれることもあるが、もともと物書きを生業としている人が、たまたまかかった自分の病気についてその過程で「勉強した」ことを交えて原稿にすることも、最近はよく目にする。また、一般の人の闘病記を、新聞や雑誌が取材してまとめた記事も見かける。

ご本人は必死で病気と闘ってまたつきあっておられるのだから、その一々について、誤りをあげつらうことはやはりためらわれる。これは私に限らずそう考えるらしく、実際に「そうではないのだよ」と指摘するようなコメントは、ほとんど現れない。ただ、いくつも見てくると、典型的な誤りのパターンも出てくるようなので、以下に記してみる。おそらくは、「言われてみればその通り」だけれども、「それを言われたら身も蓋もない」というものが多いのではないかと思う。ただしこれは私の責任ではなく、現実は往々にして身も蓋もないのである。

「高齢者の癌は進みが遅い」

多くの人が信じていることだと思う。無理もなくて、医者でもこれを言う人は結構いるが、ほとんど何の根拠もない。癌の進行速度には個人差というか個体差があって、物凄く急激に悪化して命に関わるものもあれば、何十年の単位でそのままというものもある。何がそれを規定するのかについては、多くの研究があるが、すべての悪性腫瘍に共通する因子はみつかっていないし、多分これからも出てこないだろう。特定の肺癌について、こういう遺伝子の変化があると転移しやすい、とか治療が効きにくい、とかいうような個別のデータはいくつもある。あわてて付け加えるが、「(放っておいたときに)進行が速い」ことと、「治療が効かない」ことは、どちらも結果として「予後が悪い(その後の寿命が短い)」ということになるが、本来は別物である。これはご理解いただけると思う。それで、最近は「何もしない」ということは少ないので、治療が加わっている状況で予後を比べることになる。そうすると治療の結果によっても左右されている予後から単純に「進行速度が速い」のかどうかの比較検討はできていないことになるが、この点はご了解いただきたい。

さて、実際に同じ肺癌なら肺癌で予後を比べたとき、高齢者の方が進行緩徐で命が長い、というような報告は、ほとんどない。実際には、一定以上の高齢者で予後が短い、とするものが圧倒的に多い。また、高齢者に限って副作用が強く出るので治療がうまくできない、という報告は多いが、高齢者で治療効果が薄い（つまりやってもやらなくても同じ）というようなデータはきわめて少ない。結論を申し上げると、「年寄りの癌は進みが遅い」という根拠になるようなデータは、まずないと言ってよいと思う。

では、どうしてこのような誤解が人口に膾炙《かいしゃ》しているか。その逆としてこれもよく言われる、「若い人の癌は進みが速い」というのがあるのだろう。これも、実際にはそれを裏付けるデータは少ない。ただ、たとえば急性白血病は今でこそ相当の確率で治癒できるようになったが、以前は診断されたら急速に命を奪ってしまう、それこそ「速い」病気として恐れられてきた。私の子供のころは、若い人があっと言う間に亡くなる、悲劇ドラマの定番のパターンであった。他の癌が圧倒的に中高年の病気であるのに対し、白血病は若い人にも多いという特徴がある。また一方、たとえば同じ胃癌でも、発見が難しく治療も困難で予後の悪いスキルス型は、比較的若年者に多く、これで亡くなった著名人もおられるのでそのイメージが強いというようなこともあろうと思う。

つまり、「若い人の癌が速い」のではなくて、「速い癌のいくつかは若い人に多く起こる」ということである。癌は遺伝子の傷でもって起こるのだが、年齢とともに傷が現れる「普通の」癌ではなくきわめて悪性の癌となる「致命的な」傷は、年齢と関係なく一定の確率で起こる。そうすると相対的に若年者に多くなるというような理屈が考えられる。また、そうした若年層の癌のほうが周囲に強い印象を残す、有名人ならばマスコミもより取り上げやすい、ということもあるかもしれない。

同様に、「高齢者では癌の進みが遅い」ということも言えない。つまるところ、それは癌の種類次第なのである。

「若い人の癌は進みやすいから検診を受けるべきである」

そういうわけで、若い人で癌は進みが速いというのは必ずしも正しくない。だが、検診を受けず、進行して発見されたため予後が悪いという患者さんの例はよく耳にする。最近も、不幸にして乳癌になられた方のドキュメントが取り上げられ、「(なったときの進みが速いのだから) 若い人ほど検診を」というメッセージになっていたかと思う。

この患者さんはまことにお気の毒であるし、ご家族ならびに友人の方々にも心から哀悼の意を捧げたい。しかし、このメッセージ自体は間違っている。

まず、非常に逆説的に聞こえるかも知れないが、本当に進行が速い癌は検診の意義が少ない。一番端的な例を示せば、急性白血病が検診で発見されたというような例はほとんどないと思う。検診の血液検査でひっかかるとしたら、数年の経過を示す慢性白血病である。なぜか。要するに、進みが速いために、「早期で」発見できる可能性が少ないからである。発見できたときには打つ手が限られているので、検診の意義がない。

仮に、発見可能な時期から進行して症状になるまでに一年の猶予があるとすると、半年に一度検査をしていれば、その時期にみつけて治療に進むことができる。しかしたとえば猶予期間が一ヶ月しかなかったら、半年に一度の検診で「早期発見」するのは絶望的であろう。毎日のように検診、ということになってしまう。

ちなみに、肺癌に対する胸部レントゲン（と痰の細胞診）での検診に意味があるのかないのか、という議論はお聞きになったことがある方も多いかと思う。ここでは検診の当否それ自体については措くとして、検診無効の最大の根拠となっているのは米国で行われたメイヨープロジェクト[*7]という調査の結果である。検診を受けた集団で受けなかった集団に比べ肺癌によって亡くなる人の数が全然減らなかったという結果が出ているのだ。それならば検診を受けるだけ損ではないか、というのが「否」の側の意見。

これへの批判の一つとして、肺癌のうち、一番進みが速い小細胞癌まで勘定に入れている、というのがある。このタイプは、「進みが速い」ために検診で「早期発見」して「早期治療」することがそもそも無理である、つまり最初から対象にすべきではなかった、というのである。要するに、そういう速い奴は検診をやっても仕方がないと、初めから諦めてかかるのが正しい、ということになる。

患者からすれば、病気になった後になって、あれをやっておけば良かったと考えるのは人情である。しかし、病気になる前には、どの病気になるのか、いつなるのか、分かっていないのである。のべつまくなしにすべての臓器をチェックすることはできない。なおかつ、若い人では確かに癌の数は少ない。少ないものを必死になって見つけようとするとどうなるか。

まず、金がかかる。命の値段は無限大だから金のことは言うなとおっしゃるのは、人情としては分かるがこれを無視することはできない。

仮に、金が無限にあったとして、たとえば乳癌の検診でマンモグラフィーを行うと、それなりに放射線被曝が生じる。これによって乳癌の発生頻度が高くなることは、まず間違いなさそうである。ただし、一定以上の年齢で（要するに、一定以上の確率で乳癌にかかる集団で）は、それによって見つかって治って助かる乳癌の患者さんの方が多いから、差し引き乳癌での死亡数は少なくなって検診の意義はある、となっているのである。[*8]

だからといって「一定以上の年齢」よりも若い人全員にマンモグラフィーをやるとどうなるか。そもそも乳癌の頻度が少ないのだから、発見できる病気の数は当然ごくわずかである。上記のごとく、本当に進行が速いのであれば、そのうち「早期発見」で検診の意義ありと判定される人はもっと少ない。逆に、若い人がマンモグラフィーを受けると、細胞が若いと放射線被曝によって癌化する危険も多いことが危惧される。細胞は分裂期にあるほど遺伝子に傷を受けやすいからだ。

また四十歳から毎年検診を七十歳まで受けると三十回の被曝に対して、二十歳から受けると五十回になる。このように長期にわたって受け続けると、その分リスクはさらに高まる。差し引きおそらく勘定はマイナス、つまり乳癌で亡くなる人の数を増やす、ことになると計算されている。[*8]

もう一つ、検診によって、本来はほうっておいてもよい、良性腫瘍や炎症というような「病気」も、ついでに見つかる。癌の頻度が低い若年者では、当然その可能性は相対的に高くなる。「癌の疑い」がある「異常」が見つかったときの心理的動揺は、多くの方がご経験だろうと思う。

そのような精神的な問題は、身体に対する影響がなく、また金とも関係がないといっても、無視してよいものではない。これは私が言っているのではなくてバーネット・クレーマー[*9]という、米国の癌検診学の泰斗が主張している。さらに、その「疑い」をシロにするために、追加の検査が必要になることも多い。場合によっては身体にメスを入れて調べないと結論が出ないこともある。結果、癌でなかったとして、多くの人は安堵されるではあろうが、考えてみると「余計な」検診を受けたばっかりに金と暇を費した上に身体に傷までつけて元々、ということになってしまう。

私は何が言いたいのか。検診にはマイナス面もあるので、病気が怖いイコール検診を勧めるということにはならないのである。

「医学は進んでいる。早期癌は治るようになった」

あまり頭のよくないマスコミできわめて頻繁に見掛ける表現である。進んでいることは間違いないとして、それが期待通りか、もしくは期待外れかについては賛否両論あろう。ただし、早期癌が治るようになったから、というのは明らかに誤りである。

どうしてか。治る（相当の確率、普通は九〇～九五パーセント以上）もののことを早期癌、と定義しているからである。だから病気によって早期癌の定義は異なり、私が医学生だった時点でも、胃癌ではリンパ節転移があっても一定レベル以下では早期癌に入るが、食道癌などではリンパ節まで行っていると早期癌に入らない、と教わった。最近ではさらに、胃癌なら胃癌の中でも粘膜内に限局しているものは手術でなくても内視鏡切除でほぼ一〇〇パーセント治ってしまうが、いまさら早期癌の中で超早期癌というようなネーミングもできないので粘膜内癌とかm癌とかいう分類になる。ぱっと見には、どれがより「早期」なのか分かりにくいだろうと思う。

その一方、たとえば膵臓癌は、なかなか治癒が難しく、小さくて周囲に浸潤していなくてというような比較的予後の良いものを規定することはできるが、「早期癌」というような定義はまだできていない。

「膀胱癌は他の癌に比べて再発率が極めて高い（から油断はできない）、ただし再発しても生存率は高い」

これはつい最近、ご自分が膀胱癌になって、内視鏡切除を受けて、膀胱全摘を受けずにすみ、その手記を雑誌に発表された方がお書きになっていたことである。字面の上では間違っていないが、論理的にはこういう表現は誤りである。

膀胱癌の治療法は大きく二つあって、根治性が高いのは膀胱を周囲の臓器とともに全部取ってしまう（膀胱全摘）方法であるが、これをすると、通常の経路での排尿ができなくなる。そこで腸の一部などを代用にしてそこに貯め、腹壁から外に出すというような方法をとらざるを得ない（尿路変更）。

そこまでしなくても、膀胱癌は表面に出てきたところで、壁の方に浸潤する前に局所を内視鏡（膀胱鏡）を通して切除し、また出たらまた同じように切除していく、ということで結構うまくいくことも多い。ただし、この方法では、膀胱癌の出てくる、または再発してくる素地を残しているので、繰り返し何度も出てくることが多く、定期的に膀胱鏡で見て必要に応じて摘み取る、ということをしなければならない。再発を少しでも少なくする目的で膀胱内に薬を入れる、という治療法もよく採られる。

さて、自分がなったときにどうするか。繰り返し検査と切除を行わなくてはいけなくても、残せるものであれば膀胱を残したい、と考えるのが普通であろう。よって、この場合、「膀胱癌は再発率が高い」が「再発した場合の生存率は高い」というのは、結果的にはその通りなのだが、正しい表現ではない。「根治性とクオリティ・オブ・ライフ（ＱＯＬ）を天秤にかけた上で、生存率を損ねない範囲内で、再発率が高いような治療をあえて選択している」のである。件《くだん》の作家氏の記述では論理が逆転しているのだ。

「化学療法が効かないタイプの癌には、やっても仕方がない」

これはまことにもっともであり、論理的にも正しい。効かないのならば仕方がないであろう。ではどこに問題があるか。

最近、これを目にしたのは、ある癌に罹ったというエッセイストが、ご自分の闘病記を雑誌に書かれたものを読んだときであった。術後、医者に化学療法の追加について相談された。医者は、それなりに進行しているので再発の予防のため化学療法をしたらどうかと思う、ただしこの方の癌は他のタイプ（こちらが多数派であるが）に比べ、「化学療法が効きにくい」ものと報告されている、と言ったとのことである。患者さん（エッセイスト）は、「化学療法が効かないというのに勧めるとはどういうことか！」と納得できず、断ったと記されていた。結局残念ながら癌は再発し、この方はその後化学療法を含むいろんな治療を試されたが、お亡くなりになっている。

さて、まず、術後化学療法を勧める時点での、担当医の論理もおかしい。とはいえ、この先生から直接聞いたことではなく、患者さんが書かれたことからの判断であるので事実とは異なるかも知れない。あくまで一般論としての論理の検証である。予後が悪いから、何かやった方がよい、というのは、きわめてよく聞くことであり、医者の間でもこういう論理を展開する人はかなり多いが、これは明らかに間違っている。予後が悪くても、改善させる方法がなければ、何をしても意味はない。

術後、治癒率八〇パーセント（再発率二〇パーセント）の段階と、治癒率二〇パーセント（再発率八〇パーセント）の段階、二つのケースで、再発予防を講じるかどうかを考えてみよう。再発予防にもいろいろあろうが、ここではややこしくなるので化学療法に限って考える。この化学療法（抗癌剤）を受けるとなると、副作用として脱毛も起こるし吐き気も出る、身体もだるくなるししびれも起こる。その他、臓器にも障害が出かねない。もちろん暇もかかるし金もかかる。

ぱっと見には、再発率八〇パーセントならば治療してほしいと思い、放っておいても八〇パーセント治るのならば治療したくない、と考えるのが普通であろうと思う。この論理のどこがおかしいか。

このままにしておいて治るかどうか、に関わることを予後因子という。病期（ステージ1とかステージ3とかいうやつですね）がその代表である。一方、化学療法をやったとして、それが効くかどうかに関わることを予測因子という。治療選択（化学療法をやるかどうか、というようなこと）は、予後因子によるのではなく予測因子による、というのが原則である。

何もしなくても再発率八〇パーセント、何かやっても再発率八〇パーセントであれば、治療をやっても仕方がない。予後が悪いということは、化学療法の効果が高い（再発を防げる）ことと低い（防げない）こととも、直接の関係はない。よって、たとえば仮に、再発率二〇パーセントのものには効果があって、一〇パーセントに下げられる（九〇パーセントが治るようになる）治療だが、再発率八〇パーセントのものには全然効果がない、という化学療法があるとしよう。この場合、むしろ予後が良い患者こそ嫌でも治療を受けるべき、ということになる。詳細は省くが、こういう例は、実際にある。これが「予後因子ではなく、予測因子によって治療選択をする」ということである。

ちなみに、化学療法の効果が一定であって、予後がよくても悪くても再発率を三割減にする、としよう。この場合、予後の良いグループは再発率が二〇パーセントから一四パーセントになるので八〇パーセント治るのが八六パーセント治ることになる。予後の悪いグループは同じく再発率が八〇パーセントから五六パーセントになり、二〇パーセントの治癒率が四四パーセントになる。これなら、「二〇パーセントが四四パーセントになるから受けよう」「八〇パーセントが八六パーセントになるくらいならいいや」という判断は、説得力をもつであろう。こういうのを、予後因子によって risk/benefit ratio（リスクと利益の比）が変わるので治療の意義が影響を受ける、というような言い方をする。

さて、ここまでの説明からいえば、「予測因子」（化学療法が効きにくいタイプであること）から治療選択（この場合、術後化学療法を受けなかったこと）をした、この患者さんは正しい、ということになる。それなのに私は問題があるようなことを書いた。どういうことか。

問題は、医師の説明のなかの「他のタイプに比べて」効きにくい、という部分である。

私に馴染みの深い病気を例にとると、肺癌は大別して小細胞癌とそれ以外（非小細胞癌）に分かれる。前者は「抗癌剤が効きやすい」タイプ、後者は「効き難い」タイプと一般に言われており、そのこと自体は間違っていない。

残念ながら治ることがほとんど期待できない進行期の患者さんで、抗癌剤による化学療法を施行した場合としなかった場合を比べてみると、小細胞癌で約十倍の予後延長、非小細胞癌では二倍程度の予後延長になる（ただし、この数字はきわめて大雑把なものであるとお考えください）。もちろん個人差は極めて大きく、これ以上の効果が出ることも多いが全くだめ、ということもあるのが現実である。この化学療法を術後に使う場合、適切な病期（ステージ）の患者さんを選択すると非小細胞癌の術後再発率を一〇パーセント程度下げる（治癒率を一〇パーセント上げる）ことができると推定されている（小細胞癌では手術の対象になることが極めて少ないのでデータは乏しいが、こういうときに術後治療を行う・行わないで比べると差がもっと大きくなると推定される）。

さて、その非小細胞癌の患者さんに対して、化学療法をするかどうか。平均で二倍程度の予後延長、治りはしない、という効果に対して、「それでもやってみる」という人と、「そのくらいだったら金と暇がもったいないし、副作用に見合わない」という人がいて当然であろう。ただ、通常は、受ける患者さんの方が多いのではないかと思う。この場合に、この療法が小細胞癌の患者さんと比べて効果的かどうか、ということが、意味をもつだろうか。基本的にそちらは「別の病気」なのだから、そっちで効果が高かろうが低かろうが、知ったことではない。これが正解である。

冒頭の患者さんは、「他のタイプに比べて化学療法が効き難い」かどうかではなくて、「その治療法によってどのくらいの効果が見込めるのか」「それが副作用や費用に見合うのか」を検討すべきであった、ということである。なまじ同じ名前がつく癌で、抗癌剤が効きやすいものがある、ということが、本来関係ないはずのこの人の治療選択に影響してしまった、というのであれば残念である。というより、周りにこういうことを忠告する人はいなかったのかと首をひねりたくなる。

この手の「論理」には非常に頻繁にでくわす。いわく、普通の癌（胃癌とか肺癌とか大腸癌とか）では抗癌剤は「効き難い」、一定以上進行したら治すことは不可能である。一方、白血病やリンパ腫は「効きやすく」、治癒も期待できる。よって普通の癌には抗癌剤は無意味である。

「治らない」ということがイコール「無意味である」かどうかについては見解が分かれ

ると思うが、多くの場合は、完全に治らなくても、予後の延長があれば、または症状の緩和軽減が得られれば、治療の意義はあると考えるのが多数派であろう。お分かりいただけると思うが、私は、「治らなければ意味がない、という考え方が間違っている」などと申し上げているのではない。その際に、この世の中で他に「抗癌剤で治る」病気があるのかないのかなんて、全然関係ないことだろう。

よって、最初の疑問に対する答はこうである。

「効かない」のが「本当に全然効かない」のであれば、もちろんやめた方がよい（普通医者は、そういう治療法を選択肢として出さないものだと思うが）。しかし、「他のこういうタイプに比べて」ということであれば、それとこれとは話が別、なのである。どのくらい「効き難い」のかを見極めたうえで、（あなたの価値観でもって）それだけの値打ちがないと判断してから、止めるなら止めるべきである。しかしながら現実問題として、そのような状況で事の次第を正確に把握して自分の価値観で判断を下す、ということは難しかろうと思われる。そういうときに、もともと人生観を共有するかあなたのことをよく分かってくれている医者に、「先生だったらどうする」と聞けたら、これが一番間違いが少なかろう。代理人はあらまほしきものと、私が主張する所以である。

「手術で取りきったのだからもう大丈夫」

少し前にある著名なキャスターの方が、再発胃癌に対して手術を受けて、腹膜に広範に広がっていた播種病巣まで「全部取りきった」という報道がされた。こういう広範な切除を行う手術を拡大手術という。

この件の報道では、「これで大丈夫」と言わんばかりのトーンが目立ったが、当時、医者はほぼ例外なく、「お気の毒に」と思ったはずだ。私はその後この方の奥様と知り合いになってある程度の詳細はお聞きしているが、とにかく当時の状況を直接知っているわけではないので、手術の当否についてはコメントをしない。

また、仮に私が記事を書く立場であったとして、その時点において現在進行形で闘病しておられる患者さんへ配慮するのは当然であるから、「予後は厳しい」などとは書けないだろうとは思う。しかし、それならそれであそこまでかでかと「取れた、良かった」という記事にしなくてもいいのではないか。本気でそう思っていたのなら記事を書く資格のない知識不足であり、分かっていて書いたのなら虚偽報道である。おそらくは前者であろう。なぜなら、この記事を書いたのは芸能部の記者で、科学部とは別、という言訳を他のところでも聞いたことがあるからである。すでに書いたがこの弁明は、「担当部署が違う」という、お役所仕事の決まり台詞と瓜二つである。

拡大手術がいけないとはいえない。場合によっては、この患者さんに行った以上の大手術を、リスクを覚悟の上でやるべきだと、内科医である私が外科の尻を引っぱたいて（もしくは頼み込んで）やらせる（やってもらう）こともある。しかし、ごく当然のことながら、やるべきかどうかはことと次第による。ここでは一般論としてその指針を示すことなどできない。

ただし、外科で取り切ったことと、治るかどうかはまったく別である、ということは知っておくべきであろう。ごく当然のようであるが、そうではない。現にそのキャスターの方は手術後ほどなくして亡くなった。手術しなかった場合と比較することはできないものの、しなかったほうが予後が良かった可能性を否定できない。「悪いところは全部取った。念のため悪くなりそうなところも全部取った」から大丈夫なわけではないのだ。

ごく最近も、人気ドラマになった医療を扱った漫画を見たところ、腹膜に広がった胃癌を主人公の医者が敢然と切除して「取れた」というところで「もう大丈夫」、めでたしめでたしという話があった。この後のことに何も触れないのは甚だ無責任である。たかが漫画ではあるが、こういうことでいい加減なというより間違った情報が広く植え付けられるのは有害である。ただ、嬉しいことに、この漫画を借りて読んでいた私の小学生の娘は、その後、別に借りてきた『ブラックジャック』を読んで、「こっちの方が面白い」と、極めて真っ当な感想を述べていた。なお、上記の漫画を原作にしたドラマも、複数シリーズが放映されているが、後のほうではちゃんとしたプロデューサーによって、きちんとしたストーリーに再構成されている。

「何もしないよりは、何かしていた方が良い（に決まっている）」

これもものすごくよく聞く、もしくは患者さんや家族から聞かされる台詞である。医者をやっていて、積極的治療の断念を伝えることは、最もストレスの多い仕事の一つであり、その際に言われるのが上記である。何もしないことには耐えられない。今現在、失うものなど何もない。ダメでもともとではないか。

実のところ、「ダメでもともとだから、これをやってみましょう」と言う方が、医者にとってもとても楽である。それでお金を使うのは患者さんと家族であり、副作用で苦しむのは患者さんであり、極論すると私は別に困ることはない。しかしながら、時間と手間をかけてでも、「しないように」説得するべき場合もある。

失うものが何もないと、おっしゃるか。失うものは、ある。現にあなたはここでこうして家族と一緒に話をしていて、家へ帰れば食べて、寝て、テレビを見て、ができるでしょうが。それは失ってから気がつくものではないのか。

私はこの台詞を、自分で考えたのではない。だいぶ前になるが、非常に進行して発見された癌の女性を受け持った。六十歳くらいだったと思う。この人は、もともとひとりでパキスタンへ長期旅行に出かけるというくらい活動的な女性であったらしいが、相当量の酸素を吸入しても呼吸困難のため身動きができない状況に追い込まれた。その時に、問わず語りに言われたのが、「今でも、旦那が持ってきてくれるものを食べると美味しいと思うし、テレビを見るとそれなりに面白い。こういう状態でも、人生の楽しみはあるのだということを、みんなに教えてあげたい」ということである。まさに人生の達人とも言うべき方であろうが、私はその言葉をありがたく拝借している。ちなみにご主人は、当時発売されていた宮沢りえの写真集を患者さんのベッドサイドで食い入るように見ておられ、患者さんはそれを眺めて笑っていたのを覚えている。

さて、それでも「何かやっていたほうが」という患者さんはいる。そういう方に、私が「不謹慎ではあるが」と断って話す内容は次のようなものである。

イラクでサダム・フセインが何かやっているようだ。このままではアメリカと世界はまた脅威にさらされる。ここでなにもせずに傍観するより、何か手を打った方が良いに決まっている、とブッシュ大統領は侵攻の決断をした。今になってみれば、万人の認めるところ「よせばよかった」のだが、もう元には戻らない……。まあ上記の患者さんの、自分の人生から絞り出した言葉に比べると迫力はガタ落ちになることは否めない。

一方、非常に残念ながら、こういう状況の患者さんに対して、「ダメでもともと、何もしないよりは」と法外な値段で「民間療法」を勧める業者は、内外を問わず五万といる。実際、通常の治療法は尽きていて、「ダメでもともと」の状況であるのだから、全く効果がなくても「被害」にはあたらない。この場合、患者本人から同意がとられていれば、どのようなものであっても法的には責任は問えない。ただし一応の条件はあって、医者がやれば、である。少し以前に、ある宗教団体の教祖が、足の裏を見て「癌になる」だのなんだのという「診断」をしてその「治療」だか「予防」だかのためにまた金をとって詐欺罪に問われたが、その理由は「医師または薬剤師の資格がないにも拘らず」であった。え？　ということは、医者だったらいいのか？　ＯＫである。

学会で認められてなかろうが、厚生労働省の許認可がなかろうが、そんなものの本物の治療効果とは関係ない、と言ってしまえばそれまでである。最近は多少うるさくなって、「誤解がされるように誇大なデータを提示した」という理由でひっくくられた医者もいるが、なに、「全く分からないがダメでもともと、臨床的にはともかく理論的には（少なくとも私の理論では）可能性はある」という言い方であれば、嘘は一つもない。私は、何の法律にも抵触しない範囲で、たぶん十人に三人からはこの論法で「同意」をとる自信がある。あとは、良心の呵責に苦しまないよう、自分で自分を騙せばよいのである。

かくしてできる「治療法」は、新聞雑誌に山のように広告が出ており、マスコミにもきわめて好意的に取り上げられている。霊感商法の壺と同じであるが、「何もしないよりは」という、患者さんの期待に応えているという見方もまたできるのである。

実際、そういう「治療法」を行っている医者に対して、その欺瞞性を指摘しても、「お前らのような病院が、何も治療法がないと言って患者を見放すからだ」と逆ギレされて議論にならない。さきほど述べたように、これは患者のためだと、自分で自分を騙せば、怖いものはなく、また天地に愧《は》じることは全くないのである。

私が、さしあたって、そういう「いかがわしい」治療をして金を稼ごう（加えて、患者さんの満足を得よう）としないのは、自分が科学的な方法論を信じているからにすぎない。この科学的な方法論とは、その多くを統計学に拠っている。統計学が基になっているものが倫理的に高位である、というのは一般には受け入れられないだろうから、外から見れば、私と、私から見れば詐欺同様の民間療法と、さらに言えば霊感商法の壺は、倫理的に同等であろう。

それでもなお、私は、「やめた方がよい」と患者さんを制止することを、もちろん止めない。あなたが医者から「もうやることはない」と言われたとする。ひどい医者だと思われるかも知れない。こう思われるかどうかは、ほとんどすべて「言われ方」であろうが、少なくとも、「ダメでもともと、やってみませんか」という医者に比べて、倫理的には劣っていないし、また、金儲けの下心もないことだけは確かである。

第12章　インフォームドコンセントハラスメント

インフォームドコンセントという言葉を、聞いたことがないという方は最近少なかろうと思う。十年くらい前は、家電製品の名前と思われていると皮肉られていたが。しかし、多用されているわりに、これほど誤用されているものも少ない。誤用しているのは主にこれを使っている医療関係者である。

むしろあまり聞いたことがないという人の方が、正確な意味をつかみやすいと思う。インフォームドは「情報を与えられた上で」という意味で、コンセントは「同意」。一時期「説明と同意」という日本語訳がついていたが、すぐお分かりのように、原意は「説明がなされた上で同意すること」であるから、説明「と」同意、という並列の意味ではない。また、少しばかり前に、「納得医療」というような訳が、国語研究所みたいなところから提案されていたが、意訳が過ぎる。そもそも「医療」を指しているのではなくて、その医療行為に対する（患者側の）同意のことであるから。ある人から教えていただいたところによると、中国語では「知情同意」と言うそうだが、こちらの方は本来の意味を伝えているようである。

医療関係者は、インフォームドコンセントを「（とくに癌の）病名告知」もしくは「病状説明もしくはそのための面談」の意味で使うことが多いが、これは明らかな誤用である。よく「何日にＩＣ（インフォームドコンセントの略）を行う予定」、などとカルテに書かれるが、そもそも「同意」は「予定」するものではあるまい。断られたらどうする、とツッコミが入りそうである。また、ＩＣは、患者側が医療者に「与える」ものであり、医療者は「もらう」「とる（取り付ける、という方が正しいか）」もしくは「得る」ものであって、医者が「行う」ものではない。

何のためにここで延々と、言葉の解釈を並べたかというと、第1章で申し上げた如く、言葉を疎かにすることはつまり内容をいい加減に扱っていることになるからである。まずは言葉であるとは、福田恆存先生もおっしゃっていたかも知れないが、先年亡くなった十代目桂文治師匠が説いておられた。そもそも日本人は、本邦になかった概念を、カタカナ語とともに導入してしまうと、それのみで安心して問題が解決したように感じてしまう、というのも、どこかで目にした覚えがある。医療の世界でも、インフォームドコンセントに加えて、クオリティ・オブ・ライフ、セカンドオピニオン等々、この手の言葉は腐るほどあって、かなりいかがわしく使われている。

さて、そのインフォームドコンセントであるが、何に対するコンセント「同意」であるのか。医療行為一般について指すので、治療であることもあれば、検査のこともあるし、また、臨床試験への参加、などという場合もある。

インフォームドコンセント導入のきっかけは、ナチスなどの人体実験への反省からであった。人体実験は、医療とは関係のない犯罪の範疇に入るものではあろうが、第二次大戦後も米国で、患者に説明もせずもちろん了承もとらず試験を行ってデータをとる、というようなことが行われた。最も悪名高いものの一つは、一九三二年から四十年間にわたり、米国で黒人の梅毒患者を、何の説明もなしに無治療で、その進行する経過を観察していったタスキギー事件である。これは「無断で新薬を投与した」というような臨床試験ですらなく、本質においてナチスの実験とほとんど変わらない。

こうしたことから、人体実験と臨床試験とを分けるべく、後者において担保されるべき倫理が定められ、その際に十分な情報の開示を行い、理解された上で被験者の自発的な同意、すなわちインフォームドコンセントが必須となった。ただし実際には、こうした臨床試験の綱領を定めたヘルシンキ宣言が出されたのが一九六四年であるから、タスキギー実験はその後も続けられていたことになる。偉そうなことを言いつつこういうことをやるのがアメリカの悪いところ、またそれを公表するのが良いところ、ということになろうか。

さて、そもそも医療行為は不確実性を伴う。「良かれ」と思って行ったことでも、裏目に出ることは少なくない。その意味で、我々が日々行っている医療行為は、すべて実験であると言ってもあながち間違いではない。従来、その医療行為のプラスマイナスは医者が考え、「余計な心配をしないよう、あまり本当のことを伝えられていない」患者の代わりに判断をしていた。これをパターナリズム（父親的温情主義）と呼び、ヒポクラテス以来、医療の鉄則の一つであった。

しかしながら、インフォームドコンセントの原則は急速に導入され、医療行為の最終的な決定権は患者自身にあるというのが現在の主流であるのは、ご存知の通りである。ただ、これは、米国においても六〇～七〇年代になって考えが変わったものであり、本邦ではおそらくここ十～十五年で一般化したものである。インフォームドコンセントのほとんど代名詞になった癌の病名告知（これがインフォームドコンセントのすべてではないが、とにかく病気の名前を伝えなければ同意もなにもない）についても、私が医者になった八〇年代後半ではほとんど行われていなかった。私が上司と一緒になって、「とにかく肺癌の患者には病名を伝えよう」と始めたのは一九九〇年になってからである。

そのちょっと前に、私は、自分の医局から言われて、ある私立大学に出向医局員として勤務していた。そのとき受け持った患者さんは、良性の肺の病気で手術を受けられたが、手術の際に外科医も気づかなかった癌組織が、術後の病理組織検査で発見された。さてどうするか。もう一度手術しなおして、肺癌の根治術をしなければ再発の可能性は極めて高い。再手術すべしということについてはその私立大学の教室でも異論はなかったが、本人はもう治療は終わったのですぐ帰りたいと言っている。当然である。

その大学では、当時、癌の病名は絶対に本人に言うな、というのが鉄則であった。その原則を繰り返す教授に対して、私は異を唱えた。

「間違った情報をもとに、本人に正しい決断を下せ、というのは無理でしょう」

教授曰く、そういう時に、本人を正しい結論に導くのが医者の役目だ。議論は段々ヒートアップして、遂に教授は、私に対して、こう怒鳴った。

「お前は、今までに肺癌の五年生存例を何人見たことがあるんだ！」

ちょっとお分かりになりにくいかと思うが、つまり肺癌は、それほど予後の良くない病気であり、病名を告げることは、非常に重大なことであって、軽々にすべきではない、ということである。そこで私が若気の至りで、「私は医者になってまだ五年経っていませんから、一人も見たことがあるはずありません」と答えたものだから、教授は完全に頭に血が上って「そうだろう！　そういう奴が何か言うな……」と更に激昂する。

まあ結論は、ではもし患者さんが再手術は嫌だとおっしゃったら、先生（教授）が説得してくださいねということで、私が患者さんに病名を言わずに（平たく言えば嘘をついて）、なんとか手術を受けてもらった。この教授の態度が、上記パターナリズムである。ちなみに私は、この教授の方針が間違っていると、その時も今も、思っていない。これは正しいとか正しくないとかいう問題ではないと考えているが、このことは後述する。

ただしこれには後日談があって、その後私は自分の大学の医局から呼び出された。あの激論は良くないと、私立大学の助教授と講師が、私の医局に抗議してきたというのである。私はなんのことか分からなかった。私が独断で病名告知をしたというのならともかく、自分の見解は見解として、その結論に従ったのだから。医局の先輩が言うには、

「いや、学生や研修医もいるところで、教授の意見に逆らうというのがまずい、といってきたのだよ」

その後私は、自分の教室の教授に呼ばれた。開口一番、

「お前、もうちょっとうまくやれよ」

「でも先生、私は、上の意見に逆らうななんて、今までどこでも誰からも言われた覚えないですし、先生だってそんなことおっしゃったことなんてないじゃないですか」

「うちはそうだが、世の中はそうでないところもあるんだよ」

成程これが世に聞く白い巨塔かと、その時初めて思い至った。後でいろいろ聞いてみると、少なくともその時代の常識としては、わが医局の教授が例外的な大人物であって、「世の中はそんなもの」だったそうだ。ただ、私は、二十年たった今に至るまで、当時のその私立大学の助教授と講師を軽蔑している。むろん向こうにも言い分はあろうが。

何はともあれそれから幾星霜、いまやインフォームドコンセントは金科玉条のごとくになって、ご同慶の至り、と言いたいがそうではない。概念の誤用はともかくとして、

最近は形式的なインフォームドコンセントの洪水に辟易するばかりである。

　そもそも、どうして米国で先に、臨床試験のみならず医療行為全体について、インフォームドコンセントが必須となってきたか。患者の権利だとか尊厳だとか、綺麗事はよしてもらおう（そういうことも、もちろんないではないだろうが）。訴訟が嫌だから、というのが極めて大きな要素であることは、否定できない事実であろう。つまり、うまくいかなかった時に訴えられるから、その回避のために、「サインをもらう」のである。

　九〇年代前半、上記のように私が、上司と二人で病名について伝え、その上で治療の内容を説明し、と始めた時は、多くの病院でも癌の病名告知をぼつぼつと始めた時期であった。その時、ある会合で、米国の事情に詳しいドクターが、米国のインフォームドコンセントなるものの正体は、「とにかくウワーっと全部しゃべって、ドンと何センチもの厚さの書類を渡し、読んで同意するならサインしてくれというだけ」と批判していた。今の日本でその後追いをしているのは、むしろ当然かもしれない。

　あなたがどこかの病院を受診する。そこでまず、「診療データや資料を、研究のために二次利用することについて」同意するかしないか、サインをさせられる。次に、血清肝炎とかＨＩＶとかいう感染症についての血液検査を、病状と関係なくチェックすることについて同意するかしないか、サインをさせられる。病院によっては、プライバシーポリシー（個人情報の保護の方法）について、それでよいかどうか、サインさせられる。以上はまだ医者に会う前である。

医者の診察を受ける。検査が必要です。ＣＴをとる。造影剤にアレルギーがある人がいるので検査してもよいかどうかサインしてくれと数ページの検査説明書が渡される。ＭＲＩも必要だ。これもサイン。さっきしたではないか？　いやＣＴとは造影剤の種類が違うからこれについても必要。内視鏡検査をしよう。もちろんサインがいる。ＣＴ検査やなにかと比べ物にならないくらい「必要性と危険性」を詳述した説明文書がついてくる。ここまでで何回だ？

大概の人は、ここで嫌になるが、まあご時世だから仕方がないかと開き直ってくれる。ただ、神経がヤワにできている人は参ってしまいかねない。自分は、何か人体実験の材料にされるのではないか？　そもそもインフォームドコンセントとは、無断で人体実験したりしませんよというのが第一歩であったはずなので、皮肉という他はない。

さて、ここまでは序の口である。これから、もっと侵襲的な検査（身体に負担や危険性を伴うもの）が必要だと判断されると、その説明同意文書（インフォームドコンセントのための文書）は半端でなくなる。私の知人は、ある病院で心臓カテーテル検査を受けるのに、その「危険性」の項目を見てびっくりしていた。カテーテルが心臓を突き破る可能性が〇・〇〇Xパーセント、破損してその欠片《かけら》が脳につまる可能性が〇・〇〇Yパーセント、結局死んでしまう可能性が……ずらずらずらっと並んでいるのである。説明する医者は、それまでにこやかに話をしていたが、この文書を持ち出した途端に役人的なものの言い方に一変したそうである。どうしてこんなことまで書かないといけないのだ。だって、万一のことで死んでしまったら、ご家族は驚かれますでしょう、と言われたということである。そりゃあ驚くよ、だけどこれ見てれば驚かずに済む、ってなものじゃないだろうが。

医療関連を専門にしておられる弁護士の石川寛俊先生にお聞きしたことがある。先生、ああいう文書って、必要なのですか？　「あれはよくない」とあっさり言われて驚いた。石川先生曰く、「だってあんなの、全部言訳でしょう？」（その通りです）

本来同意文書なんて、短ければ短いほどよく、本当に患者さんや家族に必要なのは二、三行で済むものである。逆に、「後で読むように言われた」と渡された文書のここに書いてあるから免責だ、なんて思わないほうがよい、ということだった。

さて、ここまででいい加減嫌になったと思うが、恐るべきことに、まだ治療は始まっていないのだ。手術や抗癌剤治療の際、われわれはよく面談票なるものを使う。口で説明することを、紙に書いていくのである。これはまあ理解を助けるためによいことではあろうが、その面談票には、またしても患者のサインをもらう。私は字が綺麗でないのでいきおい大きくなり、四、五枚にわたってしまうことも多い。五枚に書いたら五枚全部にサインをもらう。何のために？　もちろん、「後々のトラブルを避けるため」である。借金の相談と同じ原理だね。その上で改めて同意書にサインをもらう。この際、癌の治療であれば、その方法の如何を問わず、「治療関連死亡」、つまり手術の合併症や薬の副作用などで命を落とすリスクがあることについて話すことはほとんど必須である。

これが試験的治療、それも治験薬となると、こんなものでは済まない。面談票を用いた説明とサインが終わったあと出てくる何十ページにも及ぶ説明文書の多くを割いて、ありとあらゆる想定される副作用が、すべて記載してある。その項目は、数百にも及ぶことが多い。だって、今まであったことを全部書かねばならないのだから、そりゃあそのくらいになるわね。大抵の患者さんはこれを見ると気が滅入る。

何のためにそんなことをせねばならないのか。インフォームドコンセントをとるためには、すべての情報を開示しなければならないからである。というのは建前で、もちろん本音は「インフォームドコンセントをとりました」という言訳である。医者側の、製薬メーカーの、そして規制当局（つまり役人）の。私は、この文書を全部読んで理解して、自分の病状に照らして冷静に分析し（効果について過度の期待を交えず、毒性・副作用を正確に把握し）試験治療に参加することを「自発的」に同意する人は、まずいないだろうと思う。ではどうして治験が成立するのか。患者さんが私たち医者を信用してくれるかどうか、がほとんどすべてであろう。

時には、その臨床研究に附随して、たとえば血液の一部を保存して将来の検索に使わせてくれというような依頼もすることがある。もしこれも了承してくださるのなら、ここに別にサインを下さい。最初に、初診の時に、そういう書類にサインしたと思うけど？　いや、あれとこれとは研究が別なので、サインも別にもらわないといけない。

まだまだこれで終わりにならない。治験が始まって、「今まで知られていなかった毒性の出現が報告されましたので、患者さんに説明し、再同意のサインをとって下さい」というようなことを、治験依頼者、すなわち製薬会社の担当者がよく言ってくる。

「その報告はどこで出たんだ？」

「ウクライナです」

ウクライナかよ！　これは冗談でもなく、「ウクライナでそういう副作用が出た」ということで、今までの何百種類の副作用が列記してあった文書が改訂されると、その一項が加えられた改訂版に、あらためてサインをもらわないとならないのである！

おい、自分がそういう立場になった時、どう思うよ。命のリスクまで聞いて、サインして、治療を開始して、うまくいってくれれば良いがと不安を抱えながら病気と闘っている患者さんに、そんなことで、継続してもいいな、良ければこれにまたサインしろ、って、普通言うか？　百歩譲ってその情報を伝えなければいけないとしても、そんなの口頭で説明して、しかしあなたには治療継続の価値がある、と担当医である私は判断している、よって安心していただいてよい、と言うべきではないのか？　そういう、恐ろしげな専門的字句が並んだ文書にサインするというのがどれほど心理的に負担になるか、不安を増すか、ちょっと考えれば（考えなくても）分かりそうなものだろうが。

さらに凄いのは、こういう「未知の毒性」がよそで（たとえばウクライナで）出た時に、すでに治験薬投与が終了している患者さんからも、サインをとってくれという依頼がくることがある。さすがに私は断った。患者さんが、同意しないと言ったら、いかにして今まで投与した薬の影響をチャラにするのか。元に戻す方法があれば教えてくれ。なければ、言訳のために患者さんにサインさせることなどできない。

しかしながら圧倒的多くの場合、担当医や製薬メーカーは、とにかくサインをもらうことに固執する。理由は簡単で、そうすると後で「自分の責任ではない」ことを主張できるからである。

今やインフォームドコンセントハラスメントという言葉も出てきているくらいである。その極致が、「延命治療をしないでよいという文書にサインさせる」という、クレージーな発想である。何ゆえこのようなことになっているのか。相互不信、に尽きる。

患者は、医者はろくでもない奴ばっかりで、自分の出世や金儲けしか考えず、そのためには患者をモルモットにすることなど何とも思わないと疑う。医者は、患者はすぐ訴えるし、仮に患者が了解したと言っていても、それまで見たこともない身内や親戚、金の亡者のような弁護士が尻を叩く、と思っている。

現在の医療不信は、後者、つまり医者が患者を信じていない、ということの方が遥かに深刻である。同意書云々とは別に、医者が予防線を張り、必要以上の検査を行い、過剰診療を行うことは、当然のことながらアメリカでは「進んで」いて、こういうのを予防的医療（preventive medicine）という。病気を「予防」するのではない。自分が訴えられないように予防するのである。これを非難することが、誰にできよう。

千人に一人、万人に一人、理不尽なクレームをつける患者がいる限り、病院は、製薬会社は、官庁は、結果的に一般の患者さんに対してはインフォームドコンセントハラスメントとなる予防策をやめない。第一、インフォームドコンセントを「きちんと取る」ことは必須であると、現在の医療倫理はお墨付きを出してしまっているのである。私は、この風潮は大嫌いであるが、もはや止められないと思う。因果とこの商売を選んでしまったのだから、その中で、一人一人の患者に対し、自分の信じるやり方で向き合うだけである。ただし、マクロ的には絶望しているのだから、私は、相当の程度自分のやり方をしっかり持たないとやってられないことになる。

さて、ヒポクラテス以来のパターナリズムは、過去の遺物であるのか。唾棄すべき旧来の陋習《ろうしゅう》であるのか。私はそうは思わない。インフォームドコンセントを大切にする多くの「良心的」な医者はこう言う。「患者に選択を一任するのはもちろん無責任であろうが、患者とともに考え、助言し、患者の自己決定をサポートするのが本来の姿だ」

しかし、多くの場合、患者は選択したくはないのだ、と私は思う。なぜか。怖いから。

人に決めてもらった方がその意味で楽だから。

「お任せします」とよく言われる。「素人だから分からないし決められない」と。そういう場合どうするか。これも石川寛俊弁護士にお聞きしたところ、「任せられたら一生懸命やるのがよいのではないですか。任せられても困ると言われたら、患者さんも困るでしょう」と、これもあっさり答えられた。医療訴訟で患者側に立つ石川先生が、私の周囲の医者や厚生労働省などよりも余程パターナリズムに肯定的なのはなぜであろうか。常識の行き着くところ、と表現するのは語弊があるだろうか。

もう八十歳を越された大先輩の外科医は、「インフォームドパターナリズム」がいいのではないか、とおっしゃっておられた。患者には説明する。その過程で、まあこいつに任せてもいいかと思われるくらいには信じてもらう。その上で、「良かれと思って」、医者が決断する、というのである。

ミシガン大学のカール・シュナイダーのデータ[*10]によると、患者の多くは、病状を説明してはもらいたいが、治療選択は医者にしてほしい、と希望するのだそうだ。圧倒的多くの場合、パターナリズムなくして医療は成り立ちそうにない。

それにしても、二十年前、パターナリズムを主張する私立大学の教授と激論を闘わせた私が、インフォームドコンセント全盛のこの時代にパターナリズムに回帰すること、まことに皮肉である。余程私はひねくれているのだと自分で呆れるほどである。しかし、弁解でなく、パターナリズムが間違っているなどと思ったことはない。隠すことが可能かどうかというようなテクニカルなことは別にして、こういう哲学の違いはそもそも間違っているかどうかなどと判定するものではなかろう。第一、ナチスの人体実験の結果、ヒポクラテスの方針を捨て去るなんて、医聖に対してあまりに失礼であろう。

第13章　「がん難民」の作られ方

「がん難民」とは、満足できる治療を受けることができず、それを探しあぐねて苦しんでいるがん患者のことを指すらしい。がん難民の分類というようなものにあまりお目にかかったことはないが、いくつかのパターンに類別できると思う。

（A）受けている（もしくは受けるべき）治療による分類

(1)標準的治療（その病気に対する現時点で最良と思われる、確立した治療法）が受けられない難民

(2)標準的治療を受けたにも拘らず再発転移をきたし、有効な治療法がない状況か、もしくはそもそも合併症その他により標準的治療法が受けられない状況にあるが、十分な医療が受けられないので症状に苦しんでいる難民

（B）「難民」になった理由による分類

(1)医療機関が診療を拒否し、その結果診療の受け入れ先を探しあぐねている難民

(2)自ら「よりよい医療」を求め、探し回る難民

さて、標準的治療が受けられず難民化する患者がどのくらいいるかだが、仮にどんなひどい診療を受けていても、患者自身がそのことに気づかずそれを甘受していれば難民にはならない。北朝鮮の圧政下で虐げられて可哀相な人たちでも、自覚がないうちには難民とは言わない（ある意味で難民よりも気の毒でも）のと同じである。これが難民化するのは、本人たちがそれに気がついてそこを離脱し、どこかに標準的治療をしてくれるところはないかと探し求めるところから始まるが、通常は標準的治療を提供してくれる病院を探すのはさほど困難ではない。

地方であっても、がん拠点病院なるものが整備され、まあ正直そのレベルはさまざまであるが、まずまずの医療は普通受けられる。むしろ都会の大学病院などでの方が自己流の怪しいことをやっていることが多い。ただ問題は、それに満足できず大都会へやってくる人たちである。東京のがんセンターなどには、「地方では駄目だ、やはり東京で

ないと」と言って受診を希望する患者さんが非常に多い。そういう患者さんの圧倒的多数が受けている治療は、その紹介状に書いてある診療内容を見る限りは文句のつけようがないものである。つまり、東京にいてもやることは全く同じである。そのことをいくら説明しても、いやそんなことはない、金ならいくらかかってもよいなどと説得に頑として応じない人が極めて多い。考えるまでもなく、日本の厚生労働省は、東京も北海道も沖縄も同じように規制しているので、まともな薬で、東京でなら（金を積めば）手に入るが地方では無理、というものがあるはずはない。ただ地方の人の地方不信、東京信仰はものすごいものがあり、マスコミもこれを煽る。

これのどこがいけないか。最大の問題は、地方の良心的な臨床医の士気を挫《くじ》くことである。私はかつて、神戸の知り合いの先生に、神戸からやってきた患者さんを逆紹介したときに、「全く患者さんはそっちへ行きよるよな、別に東京で大した治療もしてへんくせに」と吐き捨てるように言われたことがある。この先生とその病院は、文句なく日本のトップレベルにあるのだが、ただ東京でないというだけで地元の人にも低く見られてしまう。その無念や思うべしである。大都会の神戸ですらこれである。もっと地方の中小都市できちんとした臨床をやっておられる先生は、もっともっと悔しい思いをしておられるだろうと推察する。地方の医療崩壊に拍車をかけない方が不思議であろう。

さて、より問題なのは、有効な治療手段が尽きてきた段階の患者さんである。従来こういう人をがんセンターなどの大きな病院は追い出していた。それが難民を作っていると非難を受けていた。一面まことにその通りである。「もうやりようがないからどこかホスピスにでも行け」と言われたらそれは腹が立つだろう。また途方にくれるであろう。

私の先輩でも、外では立派なことを言っているが、自分の患者がターミナルになると「うちは入院はできないから自分で行く先を探せ」と冷たくなる人がいた。何様のつもり、と思っていた。そういうことが罷り通っていたうちの病院も、最近は多少悔い改めたようで、医療連携室というようなものもでき、そういう患者さんの受け入れ先を探すことをやっているようだ。

私は、患者さんを紹介するときは、基本的に自分でその病院に連絡し、医者を相手に頼むことにしている。理由は簡単で、自分がその病院の医者だったら、事務から連絡を受けるより医者から頼まれたいだろうと思うからである。もう一つ、頻繁にそういうお願いをしているところには、身銭を切って盆暮れの贈り物をしている。もちろん贈り物で釣るほどの金額のものが贈れるはずもないが、電話で名乗ったときに、「ああ、いつもどうも」と言ってくれるようにと、それだけのことである。患者さんの中には、ホスピスご希望の人もいれば、できるだけ自宅で、もしくはやることをやりながら、という人もいる。個々の事情というか「我儘」を、先方の病院に聞いてもらうためには、やはり自分で頼むしかないように思う。ただこちらの事情でもって向こうに面倒をかけることなので、いつもこの電話をするときは気が重い。

ではそういう風にすべての病院が悔い改めたら難民はなくなるか。残念ながら否である。自分から、非現実的な希望を抱いて荒海にボートで漕ぎ出す難民は、後を絶たないだろう。

積極的な治療法がない旨を伝えるのはきわめて難しい。もちろんこちらの伝え方もよしあしはあろう。しかしながら、一定の割合で「聞く耳もたない」人はいる。患者本人はくたびれていても、周囲が無責任に叱咤激励して無理やり引っ張り出すことも極めて多い。この新聞に、あの週刊誌に書いてあったじゃないか。余命三ヶ月と言われても、奇跡的に良くなった人もいる、諦めないことが肝腎だと。今の医者はそんなことは非現実的だなどとほざくが、そんなことはない、どこかにあるはずだ、あるに違いない。希望を挫くようなことを言うな。そんなことを言う奴は信用できないに決まっている。

そうだそうだと言う連中も世の中にはいる、というよりうじゃうじゃいる。この治療法で、薬で、免疫で、温熱で。ただしこれこれの金がかかる……。野暮を承知で、また繰り返しになって恐縮だが、これは覚えておいていただきたい。

医者にとっては「もう無理だ、やめよう」というよりも、「駄目でもともとだろう、やってみよう」という方がはるかに楽である。

希望は美味い朝飯だが、不味い晩飯である、と言ったのはフランシス・ベーコンだそうだ。

第14章　癌の「最先端治療」はどこまで信用できるか

医者が患者さんに対して、治療法を「これがいいですよ」と提示する。何を根拠にその治療が良くて、逆に言うと他のものは劣ると判断しているのか。本質的にはその基準はないに等しい。カルト宗教に入信した医者が、「神のお告げ」で治療法を選択しても、患者が了解すれば、法的には問題はないはずである。

そこまで極端でなくても、「教授がこう言うから」ということで決める医者は少なくないはずである。ではその教授は何を根拠にそれがよいと言うのか。

ある疾患もしくは病態に対して、どの治療法がベストであるのかは、理論的に割り出されることは少ない。というより、「まともな」医療では、理論的にどうこう、ということで治療法を決めるのは間違っているとされている。治療法の可否を決めるのは、所謂「データ」であって、理屈がどうのこうのではなく、実際にその方法でもって他の症例（ただしもちろん、今ここで治療をしないといけない患者さんと同じ疾患ないし病態であったもの）を治療した「結果」がどうであったか、で決めるのが正しいとされる。この「データ重視主義」ともいうべきものをエビデンス・ベースト・メディシン（evidence-based medicine)、略してEBMという。またしても外来語である。日本語では、「根拠に基づく医療」とかなんとか訳されているが、なんのことだか良くわからない。その「根拠」というのが、あくまで「他の患者での結果」であるのは知っておいた方がよい。このデータを作ることを臨床試験という。

私は先に、「症例」という言葉と「患者」という言葉を分けた。患者というのは、ここにいて、私と話し、症状を訴え、副作用に苦しみ、良くなったといってお礼を言ってくださる（もしくは良くならないと恨み言を言われる）「人」であり、症例とは、何歳の男性であって、かくかくの病歴から病気をこう検査して診断して治療して軽快（もしくは増悪）した「記録」である。症例という言葉はお気に障るかも知れないが、私が「以前にこういう方がいた」という時に、どこそこに住む何の誰兵衛という患者さんでと言えないのと同じである。記録として残る症例でも、私が診察する、また面談するときは、もしくは思い出すときは、人格をもつ「患者」さんであり、そこに悪意をとられてしまうとこちらも困ってしまうことをご理解いただきたい。同様に、「臨床試験」の内容も、そこの医者と患者さんにとっては治療行為を含む診療そのものである。

さて、もとに戻って、エビデンスつまり根拠なり証拠なりは、何ゆえ理論的に決まるのではなくて他の症例でのデータによるとされるのか。ほとんどの場合、理屈はどちらにでもつくからである。たとえばどこかをぶつけて痣《あざ》になった、とする。痛くて仕方がない。冷やした方がよいのか、温めるべきなのか、なにもせず放っておくのが一番か、おそらくどれについてももっともらしい理論を構築することはできる。で、結局のところどうすれば一番良かったか、ということを、ひとさまの経験から割り出すのが（理屈はどうあれ）正しいだろう、ということになる。

もちろん、基本的に「ひとさま」であるので、朝青龍はそのまま稽古して怪我を治すとしても、自分にはそんなことはとてもできない、ということもあろう。だからデータをそのまま当てはめることができるかどうかは、必ずしも自動的に可能というわけではない。こういうのはデータの一般化の問題ということになる。

さて、複数の治療方法ないし選択肢があった場合、どちらがいいか、を「データから」選ぶとする。この場合、理想は、百人とか千人とかの症例を、両方の治療でやってみて、どっちが良かったかを決めればよいが、残念ながらほとんどの場合それは不可能である。たとえば癌に対して手術と放射線治療を両方行ったとして、それは「両方行った」という治療であるので、「手術単独」「放射線単独」の効果を判定することはできない。

この場合、千人なら千人を、一方は手術、一方は放射線に分けて治療をして、その成績を比較することになる。ところが、人間が何らかの意図で治療法を選択した結果のデータで、どちらがよいかを判定することは、実は不可能である。体力に自信がある人は手術を選びやすいかもしれない。すると、手術を選んだ人の方が治りはよいことが容易に予想される。こういうのをバイアスという。極論すれば、体力のある人に放射線治療をやっていればもっと成績が良かったのかも知れないから、なんの結論も出せない。

医者が治療法を選んでも同じである。元気そうな人に手術を勧めるであろう。もしくは、自分の手術に自信がある医者ほど手術を勧めるであろう。どちらもバイアスになる。

では、「データ」として利用可能にするのはどうするか。分け方を、ランダムに、要するに偶然に任せて選ぶのが一番とされる。世に言う「籤引き試験」であるが、ランダム化比較試験と呼ぶ。そういうことをやってもよいのか、というと、そもそもこの状況は、手術と放射線とどっちがいいのか分からないがどっちもやるわけにはいかないからさしあたってどちらかを選ばなければいけない、というものであるのだから、倫理的には許される、ということになる。もちろん、切られるのは嫌だ、という人はこの試験に「参加」しなくてよい。

このようなランダム化試験は、対象となる患者の不利益を最小限に抑え、利益を最大限にするのだから、実はもっとも「倫理的」である、とさえ言われている。たとえば、骨肉腫の術後に抗癌剤を使った方がよいのかどうか[*11]は、わずか四十人弱のランダム化試験によって証明された。それまでに、何百何千という患者が、抗癌剤を使ったり、使わなかったりして治療され、この試験がなかったら、以後も何万という患者がどちらかで(そしてその半分は劣った方法で)治療されていた、のである。

ランダム化以外の方法での比較ではいけないのか。たとえば、新しい治療法が出てきたとき、従来の治療成績のデータと比較すればよさそうなものだが。いけないのである。数年前、ある会社が開発した癌に対する「期待の新薬」があった。通常の化学療法のみでは、従来平均八ヶ月と報告されていた予後を、数十人を対象としてその新薬を付け加えた治療を行ったところ、その対象となった患者さんたちの予後は平均十六ヶ月つまり予測されたものの倍であった。そこで、ランダム化試験によって、その新薬のありなしに患者さんを分けて比較検討したところ、こんどはどちらも平均予後は九ヶ月で全く同じ、要するに全然効果がないことが分かった。きちんとした比較の相手がないと、見かけ上で倍－半分くらいの治療「効果」は、簡単に出てしまうのである。

ランダム化するということは、（さしあたっての）治療方針を偶然に委ねて決定することになる。患者自身が分からない、医者も分からない、したがって決められない場合、偶然に委ねるというのはつまり神様もしくは仏様に決めてもらうことだから、実は一番合理的であると、これは仏教学者のひろさちやさんがどこかで書いておられた。

そうは言っても、籤引きかよ、と思われるであろう。その心理的抵抗は当然である。医者だって、そんなことはやりたくない。「データの確定」にはランダム化せねばならないというのは以前から分かっていたのだが、一方このジレンマも同じようにずっと以前からあって、たとえばジフテリア血清療法を開発した一人、エミール・ルーの、病児を前にした苦悩は次のように記されている。

ルーは、注射器を見つめた——この血清はほんとうに人命を救うだろうか？

「然《しか》り！」と、人間エミール・ルーは叫んだ。

「それはわからない――実験をしてみようではないか」と、真理探究者エミール・ルーはささやいた。

「しかし、実験をするためにはすくなくとも子どもたちの半分には血清注射を差し控えねばならぬ――そんなことはできない」と、情の人エミール・ルーはいった。そして、絶望の淵にのぞんでいた両親のすべての声がこのエミール・ルーの弁解の言葉にあい和した。

「まったくいやなことだ」と、研究者ルーが答えた。

「この血清がウサギを治したからといって、子どもにも効くかどうかは、わからない……（中略）この血清を注射しなかったために死んだ子どもの数と、注射されてしかも死んだ者との数とを、比較すること（中略）そうすることによってのみ、わたしは知ることができる」

「しかし、もしこの血清が効くものであったとしたならば、そして、実験の結果、この血清が真に治癒を促すということが判明した場合には――この抗毒素を注射されなかった何百という子どもの死に対する責任をどうするか！」

これは恐ろしい選択であった。研究者たるルーが情の人たらんとすることに対するいま一つの反対論があった。

「もし、われわれがこれを病児についての実験で確実にしておくことができぬとすると、世間では、これこそがジフテリアの完全な治療法であると容易に信じこんでしまうであろう――微生物を追う狩人たちは爾後、治療法の研究をやめてしまうだろうし、何年かの後には、もし幸いに科学的な研究が続行されていたならば救われるべきはずの何千という子どもが死んでいくのではなかろうか……」

（ポール・ド・クライフ著、秋元寿恵夫訳、岩波文庫『微生物の狩人』下巻、p三六―三八）

最後の「反対論」が、百年の隔たりをもちながら、上記の骨肉腫の治療効果を証明した研究の成果と全く軌を一にすることがお分かりいただけると思う。ルーの苦悩の結果がどうであったかはこの本をお読みいただきたい。さて、このような比較検討の結果、データがそろった、としよう。一方で五〇パーセントの治癒率、もう一方が四五パーセント。前者の方がよいか、というと、そうとは限らないのがつらいところである。バイアスを排除したとしても、なにせ人間相手の「データ」なのだから、本来千差万別である。ランダム化の結果、本来同じ効果の治療でも、一方に「条件の良い」患者が集まってしまうこともある。こういうのをエラー（もしくはランダムエラー）という。どちらかを「良い」と判定するのは、この「エラー」によって、間違った結論（本当は良くないのだが、見かけ上そうなってしまった）に導かれる可能性が五パーセント以下であるときになされると、慣習上なっている。その五パーセントはどうやって計算されるか、というと、統計学である。「偶然による可能性が五パーセント以下」で「こちらの治療法がよい」と判定されるのを「統計学的に有意」と称する。そしてその五パーセントには何の根拠もない。だから、「これぞ良い治療法」というのも、二十に一つは、統計学から生じたガセであるということになる（これを第10章で触れたようにαエラーという）。

その一方、本来は良い治療なのだが、統計上のエラーによって見かけ上「差がない」ように見えた（「統計学的有意差なし」と判定された）場合もある。この場合のエラーをβエラーとよび、通常一〇〜二〇パーセントくらいはある。

以上すべていわゆるEBMの限界である。ひとさまのデータであること、統計で計算されること、偶然のエラーがあること。もう一つ、臨床試験の結果つまりデータが出るまでには、通常年単位（多くは五〜十年以上）の時間がかかる。そうなると、データが出たころには実は時代遅れという場合も、当然ありうる。ＥＢＭは過去の evidence で今日の治療を決める、と揶揄されることもある。

ＥＢＭもしくは根拠に基づく医療を標榜する医者は、大体が良心的でかつよく勉強している優秀なのが多いが、上記の限界に気づかずもしくは知らずにただ金科玉条として扱っているのもたまにはいて、そういうのは“EBMer”と呼ばれ陰で馬鹿にされている。当然の帰結として、ＥＢＭを好意的に取り上げる（より科学的である、より新しい、もしくは欧米がこれであるというような理由で）新聞記者などは大体これである。

さて、結果が「良い」とは何をもって「良い」とするのか。これこれが良かったからどうこう、という評価項目を、臨床試験でエンドポイントという。

エンドポイントにはさまざまなものがあるが、本物とそうでないものがある。「そうでないもの」は偽というわけではないが、それだけでは患者さんの利益にはならない、というもので、たとえば手術における完全切除率などが該当する。取り残しがあれば話にならないが、取り切れたからといって、あっという間に再発してしまうと何にもならない。そう考えていくと、本物のエンドポイントは、三つしか残らない。生存期間、Ｑ

OL、そしてコストである。

生存期間という言葉は如何にも生々しくて、良い感じを持たれないとは思う。暗黙の了解として、これは長いほうがよい。もちろん、そうでないという場合も多かろうが、そこまでは医学の領域ではなく、社会や哲学の話になる。

QOLは、同じ一ヶ月でも一年でも十年でも、ちゃんと人間らしい生活ができているかどうか、を指すが、これを数字で表すのは極めて困難であるので、多くの場合、症状がとれているか、副作用なくいけているかというような指標で出される。

コストは、普通の医学のもしくは臨床試験の教科書にはあまり出てこないが、今後は非常に重要な指標になると思われる。

以上まとめると、長生きできる方がよく、同じ寿命なら症状がない方がよく、同じ寿命と生活なら金がかからない方がよい、ということになり、これはまことにもっともなこととご納得いただけると思う。往々にしてしかし、これらは二律背反になる。寿命と引き換えにQOLをどこまで犠牲にするか、ものすごく金のかかる治療はどんなものか、などなどである。ともあれこれらのことで、さしあたり現状でベストと評価が下ったものを、標準的治療と称する。標準的という言葉はウケが悪く、上中並の「並」のように思われるかも知れないが、上に相当するとお考えいただいてまずは間違いがない。ただし、病気によっては「こんなものでベストかよ」というくらい落胆するような治療成績のものも多く、そういうのが難治癌というように呼ばれる。

とは言いながら、すべての標準的治療がランダム化試験の結果（データ）を基にしてできたものでは、実はない。たとえば、切除可能な胃癌を手術でとった方がよいか、それとも切らずに放っておいた方がよいか、なんていうランダム化のデータは、今までなかったし、これからもない。さすがにそういうのを「籤引き」するのは問題だろう。

胃癌であれば、放っておいたらどんどん進行して死んでしまうだろうし、これまで手術によって相当の割合で治って助かっているから。

ただし、世の中には、放っておいてもよい癌があって（がんもどきというようなネーミングもありましたね）、それは進行しないか、天寿を全うするまで生命に危険を及ぼさないくらいのゆっくりした進行であるので、わざわざ痛い思いをさせて手術することはない、という論陣を張る人もいる。もしこれに一定以上の理論的根拠があるのなら、そういうのは（そういうのこそ）、ランダム化試験でもって、「理屈はどうあれ」結果を出すべきである。この場合、理論の是非について口角泡を飛ばして論争したって無意味である。しかし、実際にやろうとすると、臨床試験とくにランダム化試験は、非常に大きな労力（時間や費用も含め）を要する。ああだこうだと議論している方が楽である。それにたぶん、結論が出ない方がネタとして残るしね。

ついでに付け加えると、どうして日本では欧米に比べて新薬の承認が遅れるのか、患者さんに行き渡らないのかという疑問について、臨床試験の方法論を専門にしている私の同僚は、こう言っている。「だって、アメリカ人は、ランダム化試験含め、臨床試験をいっぱいやっているんだから。データがみんなアメリカから出ていて、それで日本と承認が同じなんてのだったら、むしろアメリカ人が怒るだろう」

さて、ここまでは以下をお読みいただくためのマクラというか基礎知識であって、甚だ面白くなかったと思う。おつきあいいただいてまことに有難うございました。こういう「治療法選択の原則」に基づいて、さて、最近見かけるいろいろな薬や、治療法は、どうであるのか。マスコミで「画期的」「患者にやさしい」と持て囃される「新しい治療法」を中心に、総点検してみよう。

放射線治療（粒子線、定位照射など）

ピンポイントで放射線で癌を退治する、というような手法が持て囃されるのをよく目にする。

放射線治療は外科手術と同じく、局所治療である。「そこの病巣」をコントロールするためには、たとえば抗癌剤のような全身治療よりも、はるかに確実性が高いことが多い。外科手術と比べてどうかは、腫瘍の性質や局在によって異なるので、一概にはいえない。

最近、本邦でも、手術よりも、同等の効果を挙げることのできる放射線治療で、と主張される放射線治療医の先生方の意見をよく目にするようになった。かなりの部分まで、その見解は正しい。ただし、欧米では放射線治療が主流だから（もしくは、欧米では手術と放射線治療との成績はほとんど変わらないのだから）、という理由づけがよくなされるが、これについてはすべてで正しいわけではない。贔屓目なしに判断して、日本の外科医の技術は多くの場合欧米を遥かに凌駕しているし（とくに胃癌などではそうである）、かつ、欧米では体格の問題で、外科手術が非常に困難な場合も多い。何のことかお分かりになりにくいかと思うが、要するに百貫デブは手術ができないということである。

さて、放射線治療の技術は、いかにして線量を病巣に集中させて局所制御を図るか(平たくいえば、癌細胞を殺すか)ということと、周囲の正常組織への散乱線(流れ弾)を少なくするか、ということに尽きる。その方法として、よく取り上げられるのは通常の放射線治療計画を改善し、コンピューター制御によりピンポイントに病巣に集中させる定位照射(ガンマナイフ、サイバーナイフなど)と、放射線の種類そのものを変えて、もともと集中するように、かつそこでの癌組織に対するダメージを上げるようになっている粒子線治療(陽子線、重粒子線など)である。これらは本来みな違っているもので、一括りにすると専門家に怒られそうであるが、ここでは詳細は省く。

これらについては、ランダム化比較試験は、多くの場合行われていない。放射線治療そのものとしては、病巣に線量を集中させ、外すことがなければ、「理屈からいって」良いに決まっているからである。ただし、問題は、ピンポイントにすることがどれほどの意味があるかどうか、である。

病巣が広がっていれば、その中心部のみをピンポイントに照射しても、意味はない。

たとえば肺癌でリンパ節転移がある。ここまでリンパ節転移があれば、ある程度以上はその周囲にも病巣が広がっていると推定するのが正しいし、実際あとになってそういうところから「隠れていた」病巣も出てくる。そういうものに対しては、余裕（マージンという）を見込んで治療の対象にしなければ、真ん中の癌細胞のみを全滅させても治療は失敗である。こういうのを予防照射という。

もっといえば、すでに癌が他臓器に対して広がっているときに、一箇所もしくはせいぜい数箇所のみの病巣にピンポイント照射しても、何の意味もないことがほとんどである。不完全であろうと副作用があろうと、抗癌剤などの全身治療を行わないとどうにもならない。このように考えると、ピンポイント照射が適している病態は、実際には非常に少ない。

私は外来で、また病棟で、よく患者さんやご家族からピンポイント照射の相談を受けるが、病態を正しく理解して相談してこられた方は、今のところ皆無である。こちらからもちかけて治療した患者さんは何人もいる。「知り合いが肺癌の骨転移で照射を勧められた、陽子線はどうだろうか」と婦長さんから聞かれたこともあるが、そういう病態に対してピンポイントの適応は、全くない。こんな初歩的なことをうちの婦長ともあろうものが間違えていたとは衝撃である。

要するに、報道で、そういう「新しい」治療の長所と限界を理解した人が、全然いないのである。このことからすると、これは、記事を読む側の問題ではなく、書く側の問題と思わざるをえない。だって、読んだ人がみんな間違っているんだもんね。

とは言いながら、本邦でも、あちこちに、「癌治療の目玉として」粒子線治療の設備はできるようである。まことわが同胞は箱モノが好きなのだなあと痛感する。基本的な感覚は整備新幹線と変わりがない。そんなことをする暇と金があったら、絶対的に不足している放射線治療医や医学物理士を育成するべきであるが、そういう地道なことには予算がつきにくいのであろう。新聞記事にもならないしね。

粒子線治療などは莫大な設備投資がかかる。一旦できてしまったものは、壊すに壊せない。その費用を回収するために、必要のない患者さんにまで、高い金をとって粒子線治療を行うことが近い将来起こるであろう。すでに米国からは、従来陽子線治療の非常によい適応とされていた前立腺癌治療においても、「通常の」放射線治療の治療計画の改善によって、陽子線はコストパフォーマンスが悪すぎるという論文[*12]が出されている。

本来設備は、これこれで必要だからこのくらい作る、というものであって、まずは

「最新鋭の」ものを作ってから使い道を考える、のではないはずである。しかしわが国は、戦艦大和以来、後者のやり方が主流のように思えるのは私だけだろうか。

胸腔鏡、腹腔鏡などの体腔鏡手術

手術をするときに、胸や腹に大きな傷をつけず、内視鏡（体腔鏡）が入るような「穴」のみをあけて、そこから内視鏡の操作でもって病巣を切除するという方法。ちなみに、元々体にある穴を利用する本物の内視鏡（いわゆる胃カメラなど）で、粘膜およびその中に限局している早期癌のみを切除するという、内視鏡切除とは根本的に異なる。後者は外科的切除ではなく、内視鏡での「処置」であって体表に傷はつかないが、その代わり対象となるのは表面に限局している段階の早期癌（臓器を切り取る必要のないもの）のみである。

肺癌でも、普通の手術だと肋骨と肋骨の間を切って開き、そこから外科医が手を入れて手術操作をするのだが、胸腔鏡手術だと数箇所の穴から入れた器具を介して病巣の切除などを行う。ただし（あまり認識されてはいないようだが）、取った臓器を体外に出さないといけないので、その時に体表に何がしかの傷はつき、全くの「穴」だけということにはならない。私は外科医でないが、外科医を見渡すとこういう胸腔鏡手術を勧めるか否かで真二つの趣がある。私の周囲には否定派が多い。私も懐疑的である。

しかし例によってマスコミでは、「リンパ節など他に転移がなければこれで十分」という記事をよくみかける。一見もっともであるが、他に転移がないって、どうやって分かるのか。私は、この胸腔鏡手術で手術されたがために、その後「なかった」はずのリンパ節転移で再発し、抗癌剤と放射線治療でなんとか病巣をコントロールしたが非常に苦労した患者さんを知っている。この方は、最初の時点で普通に手術してリンパ節もきちんと取っていれば再発しなかったはずである。これはそもそもの外科医の手術選択が間違っていたのである。きわめて悪意が入っているかも知れないが、私には医師が流行の胸腔鏡手術をしたかったのだとしか解釈できない。

一流と言われる施設の胸腔鏡手術の成績を見ても、リンパ節再発（普通にやっていれば防げたかと思われる部位のもの）が、ちょっと多目だなと（「統計学的有意」でないのだが）いう印象を受けるものがいくつかある。本当に、通常の開胸手術と同じクオリティでの切除が胸腔鏡手術でできるのか？　私の周囲には、「できない」という外科医が多い以上、疑いの眼にならざるを得ない。

さて、それでもって、「傷をつけない」ことのメリットは何か。もちろん、体表に傷がないことは、一つのメリットではあろう。特に水着を着ようという人は。しかし、たとえば肺癌になった人で、そのあとビキニを着たいという患者さんはそんなに多くない。

術後の痛みについていえば、多くのデータでは、長期的な創痛（傷の痛み）は、ほとんど変わらないようだ。二十年くらい前の手術では、開胸手術の傷は二五cmくらいあったが、最近では一〇～一二cmくらいになった、というのも大きな理由である。むしろ、「穴」であっても、馴れない胸腔鏡手術のため四つも開けられて、そのため術後胸腔の動きが悪くなって痛みもひどいが合併症も起き易いということもある。

胸腔鏡手術を提唱する先生方は、術後成績も、通常の開胸手術よりもよいと主張される（根拠はないが、免疫系の関与も推測されているそうである）。これについて、私の知る限りランダム化試験の成績は皆無であるので、これはデータではなく印象に過ぎない。そして推測される「免疫系の影響」云々は、この場合、あてずっぽうと言って悪ければ、仮説に過ぎない。仮説は検証しなければならない。

今ここで体腔鏡手術のメリットとデメリットを並べるのは私の本旨ではない。ただし、ある有名人の手術は通常の三倍の時間がかかったという。ただ傷が小さいというだけでは、患者の利益に直結する、真のエンドポイントとはいえない。

ただし、外科医の名誉のために付け加えると、内外で、通常の手術と体腔鏡手術のランダム化試験は行われつつある。米国では、大腸癌手術で比較試験が行われ、治療成績は同等、入院期間は腹腔鏡手術の方が短かった（ただし、たった一日差であったが）という。[*13] 日本でも同様の試験が進行中である。こういうデータが出てこなければ、体腔鏡手術は、ただ「できた」という、外科医の自己満足に終わってしまうが、さすがにそのことはわが誇る日本の外科医の先生方もお分かりである（一部の例外を除いて）。

癌休眠療法

通常の抗癌剤の使い方は、腫瘍縮小を狙って、最大耐用量を投与することが多い。この最大耐用量というのは、文字通り人間が耐えられるぎりぎり、ということであるので、相当の副作用が出る。また、当然ながら個人差があるので、「弱い」または「薬があわなかった」人は治療の副作用で命を落とされることにもなる。その率は、病気によって違うが、おおよそ一パーセント（〇・一パーセントよりも大きく、一〇パーセントより小さい）程度である。私自身、どのくらい効いたかは別にして、抗癌剤の副作用で患者さんを失ったことはある。これからも多分あるだろう。

そこまでして、「小さくする」ことになにほどの意味があるのか。治療の目的は命を延ばす（しかもできるだけ症状を防いで）ことであり、レントゲンで映る癌の影を小さくすることではない。我々の言葉に換言すれば、真のエンドポイントは生存期間（およびＱＯＬ）であり、縮小効果ではないということになる。

さて、いくつかの解析によると、抗癌剤による生存期間の延長は、縮小することにあるのでなく、「大きくなることを防ぐ」ことによっている、らしい。そうであれば、目一杯抗癌剤を（副作用を覚悟して）投与するのでなく、少量分割して「大きくならないように」する方が賢明ではないか。そうすることによって、副作用に苦しむことも軽減されようし、また長期にわたって治療が続けられるので「大きくならないように」維持する期間も長くなり、真の目的である生存期間の延長に寄与するはずである。仮に、後者が達成できなくても、「同じくらいの」生存期間の延長（本来は延命というべきであろうがこの言葉は響きが悪いので）が得られたとしたら、副作用が少ないのだからこちらの方が勝っている（ＱＯＬが優れているから）。

これは、癌を「殺す」のではなく「眠らせる」という状況である、ということで「休眠療法」と称されている。非常に信奉者は多い。柳田邦男先生も『元気が出る患者学』（新潮新書）の中で、きわめて好意的に取り上げられている。お会いしたときに「先生〈筆者〉はどう思われますか」と聞かれたくらいである。以下、私の見解かつ反論である。

まず、癌休眠状態、という言葉は、この休眠療法とは全然別に、存在する。癌はきわめて気紛れなもので、数日で命を奪うこともあるが、数十年にわたっておとなしくしていることも確かにある。これには免疫系の関与とか、腫瘍の発育のため必要な血管新生の抑制など諸説あるが、本態はわかっていない。本態が不明な「休眠状態」を治療で導入するのは、不可能である。「休眠療法」とは、見かけ上これと同じような状況を抗癌剤で作り出そうというわけであるから、このネーミングはフェアではない。

まあネーミングには目をつぶるとして、その休眠療法というか低用量（少量持続）化学療法は、「理屈はともかくとして」成果を挙げているのか。実はランダム化比較試験で良かったというデータは、ない。

「ない」と言い切るのには異論もあって、実際にはそれに似た成績はある。たとえば、パクリタキセルという抗癌剤は、三週間に一度ドカンと投与するよりも、分割してちょっとずつ毎週投与した方が、乳癌に対してより有効であったというデータはある。[*14] ちなみに、肺癌ではだめだった。[*15] 理屈からいえば、分割投与で少量持続して効果を上げようというのは、癌治療全体に関わる話であるので、癌の種類によってデータが異なるのはおかしな話である。ただ、私は、そのことをもって批判しているのではない。

乳癌のケースでは、毎週投与と三週間に一度の投与では、もちろん一回に点滴する抗癌剤の量は毎週の方が少ないが、実は三回分を合わせると毎週投与の方が多い。従って、毎週投与によって、治療はマイルドになっているのでなく、強化されているのである。実際、腫瘍を縮小させる率も、三週間に一度の投与法よりも高い。「少しずつ長く、でマイルドに」というようなものと、話が違うではないか。実は、効果が上がらなかったという肺癌では、週一回×三のほうの抗癌剤の投与量（一週あたりで計算して比較する）が、三週に一回のときよりも同等ないし逆に少なかった。そうであるならば、話はむしろ逆ではないか。

そういう、薬剤の投与法を工夫することによって、効果を上げようというのは、今までもあった。これは「効果を強化しよう」というものであり、この成果まで「休眠療法」のおかげとするのは我田引水であろう。

もう一つ、最近は上記の、腫瘍への血管新生を抑制することによって、癌の増殖を抑えようという方法が開発され、成果を挙げつつある。しかし、こういう「血管新生阻害剤」を併用した化学療法で、治療成績の改善につながっているものは、ほとんどが腫瘍縮小効果も上がっているが、副作用も強くなっている。要するに、副作用が増える代わりに治療の「強化」を行って、成果が出ているのである。

数年前、癌の転移浸潤を抑制するという薬剤が開発された。これこそ本当に、「癌を殺さないけれどそこに止める」ものであり、例によってなんのことか分からん新聞が「治験が始まる」くらいのことで過剰な期待を持たせるような記事を出したものだから、病院の電話は問い合わせが殺到した。まことにはた迷惑である。

結果、すべての腫瘍で、この系統の薬剤すべてが、全く無効なうえ、副作用は非常に強いことが、ランダム化試験で判明した。この結果は、学会では大々的に取り上げられたが、私はそれに関する新聞記事を見た覚えはない。

要するに、現時点で、「休眠療法」ないし「低用量化学療法」は、それを推奨するだけのデータがない。「ない」ことと「無効である」ことはイコールではなく、もちろん、これからそういう成果が出てくる可能性はあるだろう。私自身は懐疑的であるが、私の個人的見解などはどうでもよい。研究を継続される先生方が、見事、私の期待を裏切って成果を挙げられるよう、心から願っている。そういう治療法が実現すれば、患者さんに対する利益はきわめて大きい。そのことに私に異論があろうはずはない。

ただし、「まだ実現していない」ということはつまり、実験段階なのである。研究は継続すべきであるが、それをあたかも「そういう治療法がある」ものとして、通常の化学療法と同列に提示するのは、科学者のとるべき道ではない。もしそうしたいのであれば、それは、霊感商法の壺同様、「信じなさい」という謳い文句とともに売るべきものである。学会などからは当然脱退すべきであろう。保険診療の対象にするのも詐欺行為に近い。

実験は実験として、研究は研究として、行うべきである。患者さんから「そういうのがあったらいいなあ」と言われたら、それを一刻も早く開発すべきである。それは、医者側にとっても辛く苦しいことであるのは、すでに一世紀以上も前、エミール・ルーが経験した通りである。

それでは、患者はどうなのか。患者もその「科学的な医者の苦悩」とやらにつきあわないといけないのか。つきあう必要は、実のところない。ただし科学から離れたその時、あなたに向き合っているのは、あなたや私が普通使っている意味での「医者」ではなく、アフリカの呪《まじな》い医師の流儀で「治療」しようという「治療師」である。その人が、良心的で、かつ（あなたともども）幸運であることを切に祈る。

健康食品その他代替療法

新聞雑誌には、免疫だのビタミンだの温熱だの波動だの漢方だの、通常の医療に対して行われる「代替療法」（もしくは「補完療法」）の広告が花盛りである。私は専門外であるが、字面をみると「代替」とは通常の「西洋医学」にとって代わって、「補完」というからには、それを補う（副作用軽減、効果増強等々）という意味合いが強いのであろう。いわゆる健康食品の類もこれに入る。日本では一兆円産業だという。

これらに対して、ランダム化試験でのデータがどうのこうのというのは、野暮である。そんなこと、つまり統計学で優劣を決めるようなことは、向こうは端《はな》から考えていないであろうから云々しても仕方がない。

ところが、最近はちょっと風向きが変わって、こういう代替療法も、「米国では、NCI（米国がん研究所）がこういう治療の試験を開始している」という謳い文句によく出会う。確かにそういう臨床研究はなされている。

ただし、宣伝にあるように、こういうのが「効果があるから」検証しよう、としているのではなく、米国でもあまりにも医療を席捲し、無視してもいられないのでデータを出そう、というのが本当のところらしい。実際に、データは出ていて、たとえば鮫の軟骨については複数の試験（いくつかはランダム化比較試験）の結果が発表されている。おそらく目にされたことはないであろうが、すべて無効という結果である。[*16] これも、統計学的に「惜しい」というようなレベルではなく、「全然だめじゃん」というくらいの成績である。だからむしろああいう広告でそのような「研究」に触れるのは藪蛇であるのだが、日本のマスコミはそういうことを出すと広告のお得意先の機嫌を損じるからか、「研究の結果」については滅多に出てこないから安心であろう。

ただし、代替治療で有効であったという報告も、あるにはある。以前、あるアロマセラピストの方に「アロマセラピーもＥＢＭを取り入れている」と聞いて、内心、そんなことあるわけないだろうと思っていた。ところが、一ヶ月も経たないうちに、臨床腫瘍学でもっとも権威ある雑誌の一つに、アロマセラピー[*17]によって患者の不安や抑鬱が「統計学的に有意に」改善したという、ランダム化試験の結果が英国から発表された。不明を恥じるばかりである。

まあしかしこういうのは現時点では例外であって、代替医療を提唱する方々は別の世界で別の価値観でやっておられる。方法論が違うのだから議論のかみあうはずもない。時々、厚生労働省の研究班などで、要するに国から研究費をもらって、そういう代替医療の「実態調査」などがされているが、アンケートとって終わり、である。その先がないのだからやっても仕方がないのに、と私は思う。

とは言いながら、自分の患者さんでも、もちろんそういうのに手を出される、もしくは手を出そうとする人は多い。そういう時、どうするか。

同僚の圧倒的多くは、「EBMに反することで、百害あって一利なし」と、口を極めて患者さんを説得にかかろうとしている。ほとんど面子にかけて、という感じに近い。ただ、多くは旗色が悪い。それはそうだろう。こっちは、昨日今日担当医になった、多くは患者さんよりはるかに年下の、どこの馬の骨だか牛の骨だか分からん医者で、そういうたとえば健康食品を勧めてくれたのは、世話になっている叔母さんとか心配してくれている甥だとか長年の親友だとかである。患者さんがどっちの言うことを聞くか、勝敗の帰趨《きすう》は見えている。勧めてくれた人は皆、善意であり、「患者さんのためを思っている」こと、我々と同等以上であろう。科学？　統計学？　それがどうした。

私が、真面目だが融通の利かないレジデントと一緒に回診をしていた時、ある患者さんが「知り合いから勧められているのですが……」と、複数の健康食品を出してこられた。ちょこちょこっとラベルをチェックして、今飲んでおられるのはどれ？　これはこれから始めるつもり？　では、これとこれは続けてもらっていいでしょう、これは、放射線治療している間はやめておいた方がいいな、これを始めるのは、これこれが終わってからの方がいいでしょう。それまで腐るようなものではないですよね？　てなこと言って引き揚げた。レジデントが後で猛烈な勢いで、「先生、ああいうものが、効くと、お考えですか！」　馬鹿かお前は。何勉強してきたんだ。効くわけないだろう。「だったら、どうして、これはいいなんておっしゃるんですか！」　ちっとはものを考えろ。中身も見ずに、全部即刻やめろ、なんて言ったら、闇に潜るだけに決まっているだろうが。

闇に潜られると悪いかというと、悪いのである。岐阜の先生からお聞きした話だが、そこの病院で同じ化学療法をやっていた患者さんのうち、ある特定の病室の人だけが副作用が強く出て、四人中三人が亡くなってしまった。遺族を問い詰めて、ようやく分かったのは、その地域で出回っている民間薬を、その病室の人たちだけが飲んでいたということであった。そしてその薬草は、ある抗癌剤の原料となるものであり、患者さんたちが飲んでいたというその根は、有効成分は乏しいが副作用（白血球減少など）はしっかりあるものだった。

よく患者さんから言われるのは、人工のものは悪いかも知れないが、天然のものは大丈夫だろう、と。多くの薬は天然のものから抽出され、その後合成されたものである。まあそんなこと説明するより、そういう患者さんには「養殖のフグでも天然のフグでも、肝食ったら死ぬでしょうが」で大体分かってもらえる。

では私はどうしているか。聞かれたら、お勧めするものはない、と答える。健康食品だろうがなんだろうが、根拠がないのに、高い金出して、毒（少なくとも潜在的な毒）を使うことはお勧めしない。ただし、これはどうか、と言われたら、知っている（もしくは聞いたことがある）範囲で、今の治療と重なるとまずいことが起こりうるようなものは控えてもらう。化学療法との併用で肝機能障害がでたものや、放射線治療との併用で皮膚障害が強くなったものはあるようだ。あとは、ラベルを見て、水溶性のビタミンが並んでいるだけみたいなものは基本的にＯＫ。その他、適当に取捨選択はするが、極論すれば「害にはならないだろう」と判断される限り、出任せで決めてもよいと思っている。どうせ大して毒にも薬にもならんものばかりだろうし。

ただし、全然見当のつかないもの、たとえば中国語でしか表記のないものは、「正直分からないのでやめておいていただいた方がありがたい」と説明する。最近は、中国のものはちょっと怖いというと、ほとんどの人がそうですねと納得してくれるようになった。まことにやりやすい。真面目に「患者さんのことを思って」すべてやめろと力説するより、はるかに言うことを聞いてもらえていると、少なくとも自分では思っている。

ただし、以上は若い医者に対しての戦術論講義みたいなもので、患者さんに向かってはこう言わねばなるまい。健康食品を、あなたの担当医がすべてやめろ、と頭ごなしに言った？　むかつくのは分かりますけどね、その先生は、少なくともあなたにその健康食品を勧めた人と同じくらい、そして、その健康食品を作っている人たちよりもはるかに、あなたのことを考えてくれてはいます。それは分かってやってください。

ゲフィチニブ（イレッサ）

最近は、患者さんに「イレッサという薬がありまして……」と切り出しても、ご存じないという方が多くなってきた。六年前の騒動も一段落ついたようであるが、問題はもちろん、解決したわけではない。

ゲフィチニブ（商品名イレッサ、以下この商品名で統一）という薬は、肺癌に対する初の分子標的薬剤として登場した。この分子標的薬剤とは何か、についても解説するとそれだけで一冊の本になってしまうくらいであるが、要するに、癌細胞と正常細胞とを分け隔てなく殺しにかかる抗癌剤と違い、癌細胞の性質を特定してそこを攻撃しよう、という発想で開発された薬剤である。ただしこの定義自体、かなり怪しくなってはいるが。ともかく、こういう薬が開発されるのは、そもそも「癌細胞の性質とは何か」が分かってこないとできない、ということはご理解いただけると思う。だから最近、研究の進歩とともに爆発的に増えてきている。

癌細胞といっても、性質はいろいろである。したがって、「肺癌に対する薬」であっても、よく効くものもあれば効きにくいものもある。ちなみに、このためすべての癌に効く薬というのは現時点で存在しないし、今後も多分出てこない。もし「すべての癌に効く」と謳うものがあったら、それだけでイカサマと思って、まず間違いはない。ただし、なんであろうと細胞を（正常であっても）殺しにかかる抗癌剤と違って、分子標的薬剤はその性質の違いによって効果が出てくるので、当たり外れが大きい。当たる時は劇的な効果が出るし、外れると全く無効である。

イレッサの効果は、癌細胞の上皮性増殖因子受容体（ＥＧＦＲ）というものの性質で決まるようである。ただし、全体が解明されているわけではない。二〇〇〇年後半から本格的に臨床試験が開始され、一部の肺癌患者で劇的な効果がみられた。なぜか日本人で効果が高かった。のちに、この理由は、癌細胞のＥＧＦＲに人種差があるためと判明している。二〇〇二年七月五日、海外に先駆けて日本で承認された。この時すでに、一部症例では薬剤性の肺炎が起こることが報告されており、「重大な副作用」として注意喚起はされていたことになっているが、不十分であった。世の中は（医者も含め）熱狂的にこの薬剤を歓迎した。当時の新聞報道からその見出しを拾うと「肺癌治療に新抗がん剤　副作用少なく効果（二〇〇〇年十月）」「肺がん　病巣〝狙い撃つ〟新薬（二〇〇一年八月）」「難治肺がん治療に新星　半数に効果、副作用も少なく（二〇〇二年五月）」「肺がん細胞増殖を阻止　厚労省　新薬世界初の承認へ」（二〇〇二年六月）という具合である。

世の中にそんなことがあるわけはないのだが、このころイレッサは神の薬扱いであった。私は発売のときにある新聞からコメントを電話で求められ、「悪いが、自分の真意は引用コメントなどでは伝わらないと思う」と断った記憶がある。

ところが、発売後爆発的に使われるに従って、イレッサにより肺炎（病原微生物によるいわゆる「肺炎」ではなく、薬物の副作用としての肺炎）の報告が相次いだ。承認三ヶ月後には「十三人死亡」、五ヶ月後には「八十一人死亡」の記事が出て、二〇〇二年の年末には死者が百人を超えたと報じられた。翌年にはもはや悪魔の薬扱いである。薬剤性肺炎によって亡くなられた患者さんのご家族が、国と製薬メーカーを相手取って訴訟を起こされるということもあった。

二〇〇三年三月一日付けの毎日新聞は次のように報じている。

抗がん剤イレッサ（一般名ゲフィチニブ）の副作用問題で、NPO「〇〇×××センター（記事では実名、以下同）」と「〇〇〇・×××研究会」、〇△■×・☆◎

大教授は28日、イレッサの販売や使用中止を求める要望書を坂口力厚生労働相と販売元のアストラゼネカ社に送った。要望書は「安全性にきわめて重大な問題がある」と指摘している。

その後、アメリカでは食品薬品局（FDA）が、イレッサは最も重要な、生存期間の延長を検証するランダム化試験で「無効であるとの判定が示された」[*18]ということで、二〇〇三年五月に承認したイレッサの使用を制限する（新規の投薬は原則禁止）という決定を、二〇〇五年六月に下している。これにより、「日本でも承認を取り消せ」という意見が再び強まったが、物凄い勢いでかというと、そうでもない。多分マスコミが飽きてしまったからであろう。

二〇〇七年二月、日本で施行された、イレッサと他の抗癌剤（ドセタキセル）とを比較するランダム化試験の結果が発表され、それによるとイレッサの効果はドセタキセル以下であった。このときも一部識者から「承認を取り消せ」という意見が出されている。

私はここでこの問題に深入りするつもりはない。ただ、以上のようなデータにもかかわらず、日本でイレッサが使われている。そして私も何人もの患者さんに投与したし、今でもしている。その理由について記す。

まず、イレッサの副作用、とくに薬剤性（間質性）肺炎について。結局統計をとると、イレッサ投与例の五パーセント程度に間質性肺炎が起こっており、そのうち三分の一が致死的であった。他の抗癌剤でも間質性肺炎の副作用は起こる（なぜか分からないが、この副作用も日本人に多いらしい）が、その約三倍の頻度[*19]である。間質性肺炎が起こったときの致死率は、イレッサと他の抗癌剤で差はない。もともと肺癌の患者さんは当然ながら肺に病気があり、また喫煙その他で肺が弱いことが多いので、薬剤性による間質性肺炎は、きわめて危ない副作用の一つである。これはイレッサ登場前からもそうであった。

三倍の確率ものリスク、となると、イレッサは投与すべきではないのではないか。しかし、もともと抗癌剤はすべて「危ない」薬であり、一〜二パーセントの治療関連死亡（副作用死）は、他の薬剤でもありうる。どこかの教授が、「自分のところでは数千人の化学療法を行ったが、一人も死んでいない」とおっしゃったとかいうような話もあるが、俄《にわ》かに信じ難い。もし本当にそうなら、それは副作用のレポートのシステムができていないのではと疑うのが先である。すべての外科医は、手術で患者を失ったことがあるはずである。いや、一人もいない、というのであれば、それはその外科医が嘘をついているか、手術で失ったことをすべて病気のせいにしているか、そもそも自分が失敗したことに気がついていないか、というような理由でしかない。

危ない薬でも使うべき状況がある。それはもっと危ない病態にさらされている時、しかもその薬でそこを乗り切ることが一定以上の確率で期待される時であろう。

それではイレッサは無効であるのか。有効であるか無効であるか、ということの判定は、繰り返し述べたように、統計で確率として計算される。一部にべらぼうによく効く薬でも、全体に対しての効果は「統計学的に」検出されない可能性がある。

イレッサは、一部の肺癌には著明な効果があるが、集団全体に対する効果は「統計学的に」証明されなかった、というのが、「無効であった」とされるランダム化試験の結果であって、本物の「無効」とは異なる。こういう場合どうすればよいのか？　効く患者をいかにして選択するか、が非常に重要であり、実際、そのような研究や臨床試験は現在までなお続いている。

ちなみに、二〇〇五年六月に、アメリカFDAがイレッサの投与を大幅に制限した、というのは、当時すでに、アメリカでは代替品となるエルロチニブ（商品名タルセバ）

が発売されていたからである。タルセバはイレッサよりも皮膚障害などの毒性は強いが、生存期間の延長についてはイレッサより一足先に証明[20]されてしまっていた。だからアメリカの患者は、イレッサが禁止されても、多少タルセバのほうが値段は高いとはいえ、別に問題はなかったのである。このことを無視して、日本でもイレッサを禁止しろと主張するのは詐欺であろう（ちなみにタルセバは二〇〇七年十二月、日本でも承認発売された。当然ながら間質性肺炎も、イレッサとほぼ同様の頻度で起こっている）。

イレッサ発売の前後では、製薬メーカーも、適切な対応とはいえないところが多かった。医者も認識が甘かった。厚生労働省も、対応が遅れた。それは事実である。しかし、「けっして誤ることがないのは何事もなさない者ばかりである（ロマン・ロラン『ジャン・クリストフ』より）」という。私は、イレッサで間質性肺炎のため非常な呼吸困難になった患者さんも診たが、一時的にもせよイレッサのおかげで劇的に症状が改善した患者さんも数多く診ている。私は、差し引きで勘定すると、イレッサを開発したアストラゼネカ社は、（多くのかなり重大なミスはあったにしても）やはり良いことをした、感謝されるべき存在であると思っている。

二〇〇五年一月に、私は、当時イレッサを処方していた患者さんから、下記の手紙をいただいた。ご本人からの了承をいただいたので、転記する。「先生に感謝しつつ、良い一月を送っております。ところが、昨日、読売新聞夕刊のトップ記事を見、読んで驚き、こんなことがあるのか、あってよいのか（もしもこの薬が生産中止・承認取消などになったらと思い）と、ぼうぜん自失になりました。だって、現に、私は先生の診断処方により、元気に生活しているではありませんか。それが、もし、イレッサが絶たれたらと考えると、生きた気がしません」。私は、この患者さん含め多くの方に、現時点のデータから、厚生労働省に承認取消ができるはずがない、また、万一そうなったとしても、今服用中の患者さんに対してはメーカーが責任をもって供給継続するはずだ、と説明した。

ただこれは、口幅ったいが多少なりとも事情に通じている私だから断言できたことで、世の中の多くの医師や患者さんは同様の不安に駆られていたことと思う。もちろん新聞社側から言わせれば、「そもそも医者が悪い、メーカーが悪い、厚生労働省が悪い」のだろうけど。それはもちろん、そうである。しかし、私が一貫して新聞を嫌う理由が、少しはお分かりいただけたかと思う。

第15章　贈り物は喜んで受け取るべきである

十年以上前のことだった。私の病院は、患者さんの具合が悪くなると他の病院に治療を頼むことが往々にしてある。その方は六十歳前の男性で、ステージ4の肺癌で化学療法を行った後に、根治は望めないが胸部へ追加で放射線治療を行っていた。そこまでは私の病院で、私が担当してやっていたが、その後大腿骨に転移が起き、歩けなくなったため別の病院に入院して、そこでも放射線治療を受けておられた。

五月の連休中の蒸し暑い午後、私は家内の実家から帰る途中のついでに、その病院に患者さんを見舞いに行った。ついでといっても駅からタクシーで十五分くらいかかったので、「わざわざ行った」と言ってもよいだろうとは思う。同行の家内を休日の病院のがらんとした待合室に待たせておいて、私は初めてのその病院の病棟へ上がり、看護婦さんに聞いて患者さんの病室（幸いに個室だった）を訪ねた。今だったら個人情報なんとかでなかなかうるさいのでそんなにすっとは通してくれなかったかも知れない。

　病室にはそのときご家族はおられなかった。幸いに患者さんの全身状態はまだ良好で、お元気そうではあった。訪ねることを予告はしていなかったので、患者さんは、ポロシャツに薄いジャンパーをひっかけた私の姿に驚かれ、喜ばれ、かつ恐縮されていた。何かお出ししたいが、とおっしゃってはくれたが、なにせ大腿骨転移でギプスをはめられている状態なので身動きはとれない。傍らのテーブルの上にあった冷えた缶コーヒーを「こんなものしかなくて」と差し出されたが、「良いですよそんな、気を使われなくても」と私は押しとどめ、それでもと勧められるのをお断りし、なんだかんだと話をした。

　何を患者さんと話したのか、全く覚えていない。当たり障りのないことばかり話したのには違いない。その時点では、この患者さんの担当は私ではないのだから、余計なことをしゃべって、あとで「もとの主治医の先生はこう言った」などといまの先生の話と違うようなことになってはいけない。

　正直長居はしたくなかった。家内を待たせていた（そのことは患者さんには伝えなかったと思うが）し、何より話すことなどあまりない。それでもなんとかそれなりの時間（私にとってはかなり長く感じられた）そこにいて、型の如く「お大事に」と挨拶して失礼した。待っていた家内とともに駅まで戻り、二人して喫茶店に入って冷たいものを注文した。

その後まもなくしてその方の病状は悪化し、二ヶ月ほどして亡くなった。結局その連休の時の後はお目にかかる機会がなかった。亡くなったという連絡を受けたあと一週間ほどして、奥さんと息子さんが私の病院に挨拶に来られた。こちらの病院での治療中のお礼と、それよりもなによりもあの休日に見舞いに行ったことへの感謝を伝えられた。本人もとても喜んでいたと言われ、何がしかのお金の入った封筒を差し出された。亡くなった患者さんのご遺族からそうしたお礼を出されたのは、記憶の限りではこの時が初めてのことであった。その後はそういうことは何度かあったが、自分で最期を看取らず、他院で亡くなられた方のご遺族からというのはほとんどない。

話はそれだけである。それがどうしたのだ。これで私は何を言いたいのか。実のところ、これは今に至るまで私の痛恨事の一つである。どうして私はあの時、差し出された缶コーヒーを断ったのだろうか。

本当に、どうして断ったのだろう。私はもともとコーヒーが好きではない。また、その時は後で駅の喫茶店で何か飲もうと、家内と約束はしていた。しかし、そんなことが理由になるのか。あの時、身動きとれず、できることがほとんどない状況で差し出された、患者さんの好意と感謝のしるしを断るなんて、今となっては人非人の所業と思える。いや、今となってから思うのではない、あの時患者さんの病室を辞した時以来、ずっと私は後悔し続けている。

結局私は照れていたのだと思う。何か良いことを柄にもなくしていた、患者さんはものすごく喜んでくれた。けれども、もちろん本来は自分で診るべき患者さんなのだから後ろめたい状況である。そこで何か差し出された。ものを受け取るような資格があるのか、それほどのことをしているわけではない、などと阿呆なことを考えたのではないか。返す返すも無念である。

以降私は、次のことを自分に課しており、また私の後輩たちに言っている。

回診のときに、時々患者さん（中高年の女性が多い）から、「先生もどうですか」などとお菓子や果物を勧められることがある。その時には、決して断ってはならず、礼を言ってもらった上で、その場で食べなければならない。ここが重要である。最近は講演を依頼されることも時々あるが、そういう時もこのことは必ず伝えるようにしている。

残念ながら講演でこの「出されたものはその場で食え」ということを話すと、大体どっと笑いが起こる。実際、私の話はウケを狙うことが多いので、冗談だと思って下さっているようだが、私はこのとき大真面目である。大袈裟に言えば、これは私の会得した、臨床医の極意の一つだと、本気で思っている。私はこれを心理学の用語で説明することはできないが、しかし、これが「極意」であることには欠片も疑いをもっていない。

さて、本章の話はここでにわかに生臭くなる。医者は患者からの贈り物を受け取るべきかどうか。立場上、私が実際に受け取っているかどうかはここで明言できないが、一般論としては、受け取るべきであると考えている。

柄にもなく慌てて付け加えるが、別に患者は金品を差し出せと言っているのではない。差し出すと何か良いことがあるかというと、普通は何もない。医者の方は、誰から何をもらったか、ほとんど覚えていないからである。だから何か贈ったからといって扱いがよくなることを期待はできないし、医者との関係が特別良くなることもないだろうと思う。いつか、私の病院に、「金品を贈ったにもかかわらず、それを受け取られたにもかかわらず、扱いが良くならなかった」という患者からの苦情があったそうだが、そういう時、医者連中は「なんと卑しい人だ」と、むしろ患者の側を軽蔑する。したがって、そうした下心のある場合はへたに贈り物などしない方がよいかも知れない。

最近はどこの病院に行っても、「もらいものはお断り」の札が貼ってあるし、実際全部断るところもあるようだが、くれるというものは受け取るべきであろう。この「お断り」は看護婦の方が徹底しているようで、私も子供が生まれた時に、退院時に病棟へ菓子折りを差し出したが、頑として受け取ってもらえず突っ返された。非常に不愉快であった。

もっと極端な例では、私の病院で、患者さんが自分の畑でとれたという葡萄を病棟宛に送ってくれたが、看護部が返せと命令し、病棟が「丁重な礼状」とともに送り返したそうだ。患者さんはそれならと担当医宛に送りなおしたが、それが届いた時には葡萄は腐ってしまっていたという。こういうことはまことに失礼であるし、不人情この上ない。

よく退院の時など、患者さんや家族が菓子折りを病棟に差し出し、受け取らない看護婦と押し問答になっているのを見かける。そういう時私は、「ありがとうございます」とその菓子折りを受け取り、その場で看護婦に「これは俺が受け取ったのだ。あらためて病棟に俺からあげる」と渡し、そのうえでその患者さんにご挨拶することにしている。幸いなことに、それをどこかから密告されて「金品を受け取ったこと」について譴責《けんせき》されることはまだ起こっていないが、その時には自己の信念を述べるのみである。

人情は、「倫理」や規則よりも上位である。

もらう側にも礼儀は必要である。恐縮して、また喜んで、もらわねばならない。私の病院では、関連の財団が、患者さんや家族からの寄付を受け付けている。個人的に金品を贈るよりも「正しい」こととしてこちらに寄付をいただくことも多いようだ。

その時、「お世話になったあの先生たちのご研究に」と言い添えて寄付をいただくことがあるが、財団の係員が「用途については指定できない決まりになっています」と答えて相手を怒らせることがあるのだそうだ。馬鹿かお前は。「もらう側」でありながら、何様のつもりだ。にっこり笑って「申し伝えます」でいいじゃないか。だってそういう決まりになっている、だと？　そんなのどうせ向こうには分からない。どうしても嘘をつきたくなければ「そのように申し添えておきます」で十分だろうが。

さて、さらに話は生臭くなる。医者達は、そういう金品をもらうと、嬉しいのか。話に聞くところでは、開業医の先生方は収入が十分あるので、大して嬉しくないそうである（間違っていたらごめんなさい）が、勤務医は大体が安月給なので、正直非常に有難い。欧米に比べ、日本での医療費は非常に低く抑えられているのだが、その実はこういう患者から医者への「お礼」で釣り合いがとれているという記事が、欧米の一流医学誌に載ったほどである。実際には「お礼」分を差引いても、たとえば米国の医療費などは桁違いであるので、これはまあ負け惜しみに近いものではあろうが。

私の一世代前の外科医などは、自分がどれだけ患者からもらっているかを、おおっぴらに自慢していた。そういう名医（これはカッコつきの「名医」ではなく、自他共に認める腕の良い名医）のステータスの一つと、確かにされていたようである。この弊害として、もらってしまったがゆえに引っ込みがつかなくなり、本来は手術すべきでないものを強行することもあったようである。そういう手術に泣く泣くつきあわされた麻酔科医から、「俺たちはもらわないが、外科はウン万単位で動く」と愚痴られたこともある（したがって、手術を受ける時に外科医に礼を渡すのであれば、手術前より後の方がよいかも知れない）。そういうのを“social indication”（社会的適応）での手術、という。

そういうことをさんざっぱらやった名医が管理職になって、下の者に「贈り物は受け取るな」と訓示を垂れるのは、立場上やむを得ないとはいえ、あまりみっともよいものではない。私の病院のレジデントは月給二十万円くらいでこき使われており、物価の高い東京のど真ん中で皆生活苦に喘いでいる。だから試しにそうした若い研修医やレジデントに「お礼」を渡してみてごらんなさい、いつも言われているので固辞はするかも知れないが、最後はものすごく嬉しそうな顔をして受け取るから。

正直に白状するが、誰からいくらもらったか覚えてなくても、総体として何がしかの「お礼」があると、医者は嬉しいしモチベーションが上がる。それを卑しいというのであれば、もちろん卑しい。しかし開き直るようだが、何かを頼むとき手土産の一つも下げるのは世の中の常識の一つではないのか？　これをぎゃあぎゃあ非難する「清廉潔白な」人々と、あなたはつきあいたいと思うだろうか。私は、賄賂を要求する吉良上野介よりも、清廉潔白な挙句逆上して刃傷に及ぶ浅野内匠頭の方がよほど世に有害な人間だと思う。汚職は国を滅ぼさないが正義は滅ぼすと喝破したのは山本夏彦翁であった。ちなみに、患者になったときにいろんな裏工作をしてどうか便宜を図ってもらおうとするのが一番目に余るのは新聞記者をはじめとするマスコミ関係の人間だ、というのは医者の間でよく言われることの一つである。

もう一つついでに、何かを贈ったとき、どうしても受け取ってもらえない（のに、他の患者からのは受け取るようだ）、というのは、あなたが何か胡散臭い人物と見られている、という可能性も否定はできない。まあそういうのは医療に限らず他の社会でも当然あることだろうが。

私がまだ二十代のころ、そのとき勤務していた病院に、地元のヤクザの親分が入院してきた。付き添っている子分ともども、物腰は非常に丁寧であった。入院二日目か三日目に、何か封筒に入れたものを渡された。どうしたわけか病院の封筒であったので、何かの書類かと思い受け取ってしまった。言訳をするようだが、その時はまだ患者さんからお金をもらうことなどほとんどなかったし、分厚い封筒に札束が入っているという発想が出なかった。ナースステーションで開けたら大枚のお金であり、たまたまそこにいた部長に相談したところ、「バカ野郎！　すぐ返して来い！」と怒鳴られ、病室に戻りなんとか押し返してきたが、すぐに子分二人がやってきて「先生、社長がお呼びだからおいでください」。

大男にはさまれて震えながら病室に行ったところ、親分からはあくまでも丁寧に紳士的に受け取ってくれと頼まれた。とにかく上がうるさいので、という情けない言訳の一点張りで逃げ帰ってしまうのがやっとだった。

別の日、子分の一人が婦長に「この病棟の看護婦さんは全部で何人か」と何気なく聞いたので、婦長も何人です、とすぐに答えてしまった。次の日、その人数分の高級菓子の詰め合わせセットを子分が重たそうに運んで、「皆さんへ」。婦長も真っ青になってしどろもどろで親分の病室に返しに行く、さすがに親分憮然として「一体何だったら受け取ってもらえるんですか」。婦長も気の毒になったのか、「お花くらいだったら」とうっかり答えてしまったところ、その翌日はものすごく立派な胡蝶蘭が何鉢も届いた。これはそれでもナースステーションにしばらく飾ってあった。

もちろん親分に悪気があったわけではなく、またこれで医療者の歓心を買おうなどというようなケチな根性ではなかったのだと思う。そもそも当然のごとく特別室に入って、初めから違う扱いを受けていたわけであるし。私は今、あのときの部長の年齢と同じくらいになっているが、今だったら、まあ大枚の現金は別として、あのお菓子は病棟を代表してお礼を述べた上で、有難く頂戴してもよかったかなという気もする。

こういうのではなく、いわゆる心のこもった贈り物というのももちろんある。一番嬉しかったのは、以前、高校生の男の子からもらったものである。

その子は今から考えると肺膿瘍、俗に言う「肺化膿症」の一種だったのだろうが、よく分からない肺の陰影と発熱であり、よく分からないままなんだかんだ苦労して、やっと良くなった。ただし、果たして私の苦労が、正しい治療を行っての実のあるものだったかどうかはいまだに分からない。若いから体力でなんとかなったのかも知れない。

何はともあれ良くなって、親御さんにも感謝はされた。もらったのは、広島かどこかへの修学旅行のお土産のしゃもじである。もちろんつまらないものには違いない。ただ、私の記憶と理解が正しければ、修学旅行で子供が使えるお小遣いは決まっているはずである。その子は、大したことない予算の内から私のために幾許《いくばく》かを使ってくれたのだから、これを喜ばずしてなんとしよう。

この他、喘息の大発作をなんとか収めた女の子からこれも修学旅行のお土産の茶碗をもらったこともあった。また別のこれも喘息の女の子から、初めての海外旅行のお土産としてもらった置時計（空港の売店で見かける安物）は、十五年以上経った今ここに、病院の医員室で夜中にこの原稿を書いている私の目の前にある。

さてつい先日のことである。私は外来の診察室に六十代後半男性の患者さんを呼び入れた。肺癌で化学療法の後、胸部に放射線の照射を行ったが、その後急激に腰椎の転移が出現また増悪し、強い腰痛のため車椅子でこられた。息子さん二人がつきそっておられた。息子さんから状況のことはお聞きしていたので、腰椎への放射線治療について手配は進めていた。診察室に車椅子で入ってこられたとき、その患者さんは手にホットの缶コーヒーをもっていた。私を見るなり「先生、コーヒー飲むかい?」と差し出された。冬場であったが診察室は暖房が効いており、私はのどが渇くのでペットボトルのミネラルウォーターを脇において飲みながら外来診療をしていたが、すぐに(と言いたいが、もしかしたら一瞬の間合いはあったかも知れない)「あ、ありがとうございます」と受け取って缶をあけ、飲みながらその患者さんの診察をした。生温いコーヒーは、私の嫌いな味がした。

一通りの診察と説明が終わったあとでご次男が患者さんの車椅子を押して外に出られたが、ご長男は診察室に残って「厳しいんでしょうね」とおっしゃられた。

「まあそうですが、とにかくやれることは何とかしてみます」

あまり多くを家族にのみ話すのは良いことではないし、この息子さん達はよく理解しておられたので、これで十分であった。ご長男は診察室から出られる前に、私に「コーヒー飲んでいただいて有難うございました」とにっこり笑って礼を言われた。

私はこの時、うれしそうに、また美味しそうに、コーヒーを飲めていたのだろうか。

註（特にデータの出典を明記したほうがよいと思ったもののみ、ここに記す）

＊1　Lee TH, et al. Is zero the ideal death rate? N Engl J Med 357 : 111-3, 2007

＊2　Guru V, et al. Public versus private institutional performance reporting : what is mandatory for quality improvement? Am Heart J 152 : 573-8, 2006

＊3　Greenwald P. Beta-carotene and lung cancer : a lesson for future chemoprevention investigations? J Natl Cancer Inst 95 : 1E, 2003

＊4　Heinonen OP, et al. The effect of vitamin E and beta carotene on the incidence of lung cancer and other cancers in male smokers. N Engl J Med 330 : 1029-35, 1994

＊5　Omenn GS, et al. Effects of a combination of beta carotene and vitamin A on lung cancer and cardiovascular disease. N Engl J Med 334 : 1150-5, 1996

＊6　Tavris C, et al. Taking the scary out of breast cancer stats. Los Angeles Times, April 17, 2008

＊7　Marcus PM, et al. Lung cancer mortality in the mayo lung project : impact of extended follow-up. J Natl Cancer Inst 92 : 1308-16, 2000

＊8　Berrington de Gonzalez A, et al. Mammographic screening before age 50 years in the UK : comparison of the radiation risks with the mortality benefits. Br J Cancer 93 : 590-6, 2005

＊9　Brawley OW and Kramer BS. Cancer screening in theory and in practice. J Clin Oncol 23 : 293-300, 2005

＊10　Schneider, CE. The Practice of Autonomy. Patients, Doctors, and Medical Decisions. Oxford University Press, 1998

＊11　Link MP, et al. The effect of adjuvant chemotherapy on relapse-free survival in patients with osteosarcoma of the extremity.

N Engl J Med 314 : 1600-6, 1986

＊12 Konski A, et al. Is proton beam therapy cost effective in the treatment of adenocarcinoma of the prostate? J Clin Oncol 25 : 3603-8, 2007

＊13 The Clinical Outcomes of Surgical Therapy Study Group. A comparison of laparoscopically assisted and open colectomy for colon cancer. N Engl J Med 350 : 2050-9, 2004

＊14 Sparano JA, et al. Weekly paclitaxel in the adjuvant treatment of breast cancer. N Engl J Med 358 : 1663-71, 2008

＊15 Belani CP, et al. Randomized, phase III study of weekly paclitaxel in combination with carboplatin versus standard every-3-weeks administration of carboplatin and paclitaxel for patients with previously untreated advanced non-small-cell lung cancer. J Clin Oncol 26 : 468-73, 2008

＊16 Pollack, A. Shark cartilage, not a cancer therapy. The New York Times, June 3, 2007

＊17 Wilkinson SM, et al. Effectiveness of aromatherapy massage in the management of anxiety and depression in patients with cancer : a multicenter randomized controlled trial. J Clin Oncol 25 : 532-9, 2007

＊18 Thatcher N, et al. Gefitinib plus best supportive care in previously treated patients with refractory advanced non-small-cell lung cancer : results from a randomized, placebo-controlled, multicentre study (Iressa Survival Evaluation in Lung Cancer). Lancet 366 : 1527-37, 2005

＊19 Kudoh S, et al. Interstitial lung disease in Japanese patients with lung cancer : a cohort and nested case-control study. Am J Respir Crit Care Med 177 : 1348-57, 2008

＊20 Shepherd FA, et al. Erlotinib in previously treated non-small-cell lung cancer. N Engl J Med 353 : 123-32, 2005

里見清一　臨床医。専門は呼吸器内科学・臨床腫瘍学。特に肺癌の診療に従事。東京大学医学部を卒業。日本癌学会・日本臨床腫瘍学会評議員。

Ⓢ新潮新書

306

偽善《ぎぜん》の医療《いりょう》

著　者　里見清一《さとみせいいち》

2009年３月20日　発行
2016年12月20日　11刷

発行者　佐　藤　隆　信
発行所　株式会社新潮社
〒162-8711　東京都新宿区矢来町71番地
編集部(03)3266-5430　読者係(03)3266-5111
http://www.shinchosha.co.jp

印刷所　株式会社光邦
製本所　株式会社植木製本所

ISBN978-4-10-610306-3 C0247